华人海外传染病
预 防 指 南

Guideline of Infectious Disease
Prevention for Chinese Abroad

主　编　宋　铁　冯　宁
主　审　董小平　张永慧
副主编　黄　琼　钟若曦

编　者（按姓氏笔画排序）
　　　　刘国恒　张　萌　张建中
　　　　钟若曦　钟豪杰　黄　琼
　　　　黄　鹏　龚　杰　康　敏
　　　　屠鸿薇　谭小华

U0276792

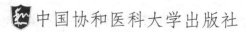

中国协和医科大学出版社

图书在版编目（CIP）数据

华人海外传染病预防指南／宋铁，冯宁主编．—北京：中国协和医科大学出版社，2020.8

ISBN 978 - 7 - 5679 - 1559 - 6

Ⅰ．①华…　Ⅱ．①宋…　②冯…　Ⅲ．①传染病防治 - 指南　Ⅳ．①R183 - 62

中国版本图书馆 CIP 数据核字（2020）第 133295 号

华人海外传染病预防指南

主　　编：宋　铁　冯　宁

主　　审：董小平　张永慧

责　　编：田　奇

出版发行：**中国协和医科大学出版社**
（北京市东城区东单三条 9 号　邮编 100730　电话 010 - 65260431）

网　　址：www. pumcp. com

经　　销：新华书店总店北京发行所

印　　刷：北京玺诚印务有限公司

开　　本：787×1092　1/32

印　　张：6. 125

字　　数：140 千字

版　　次：2020 年 8 月第 1 版

印　　次：2020 年 8 月第 1 次印刷

定　　价：48.00 元

ISBN 978 - 7 - 5679 - 1559 - 6

广东省重点领域研发计划资助

项目编号：2019B111103001

声　明

随着科学技术的不断进步与发展，在传染病预防控制领域，新的理念、知识和技术也在不断涌现与完善，新的研究或经验不断更新着我们现有的理论和实践认知，在传染病治疗、用药和预防等方面也会出现新的认知和措施建议。指南书中所推荐的传染病预防及治疗用药等，是编辑在编写期间内根据最新的研究或推荐整理出来的，建议读者在需要服药或进行相关治疗时，遵照专业医疗机构提供的医嘱进行。

前　言

　　全球化的今天，传染病已可以通过各种渠道以前所未有的速度到往世界每个角落——交通技术的发展加速了不同地域间的人际交往，在方便了贸易往来、文化交流的同时，也给传染病的传播和流行带来了便利。据记载，14世纪20年代的第二次世界鼠疫大流行中，疫情花了10年蔓延到中国；第一次霍乱全球大流行始于19世纪的印度，沿着海上贸易路线蔓延到其他国家，进入中国大约花了3年时间；2002年11月，中国广东出现首例"非典"病例，数月间疫情蔓延到北方；2015年5月，韩国暴发中东呼吸综合征（MERS）疫情，5月底一名MERS患者进入广东省，成为中国首例MERS输入性病例……。这些真实的历史都在不断警醒我们，传染病不会"安心"呆在一个地方，它们会通过各种途径完成世界环游之旅，而每一个人都可能成为它们的"便车"。预防传染病输入以及防止传染病输出已成为全球化大格局下各个国家和地区为保障公众健康的共同目标。近年来，随着中国的传染病防控实力的进一步提高，开始主动参与到全球公共卫生治理进程并发挥着重要作用。中国首次提出的"共商共建共享"的原则也为中国在参与全球公共卫生治理起到了指导作用。为加强其他国家对中国公共卫体系的了解，促进"中国方案"的制定和被采纳，以"请进来"推动"走出去"，中国疾病预防控制中心于2016年设立"中国公共卫生发展援助能力项目"，以适应我国公共卫生援外新需求和全球卫生合作新形势。

　　2018年9月中非合作论坛北京峰会召开，"健康卫生行动"纳入中非合作的"八大行动"之一。未来3年中非将在医疗卫生、公共卫生、人民健康等领域有更进一步的发展。加强传染病防控的合作与交流是中非公共卫生领域合作的重要内容之一，也是全球各国的共同目标。

随着人们对健康的追求越来越高，大家都希望在国外务工、留学或旅行期间能保持健康的状态。不过，在旅行期间您也许会碰到各种健康问题：我是否需要进行健康体检、到往的国家是否需要特定疫苗接种证明、当地有哪些传染病风险、在旅行期间遇到了健康问题要怎么处理……。然而，目前国内尚缺乏专门针对出国旅行的传染病预防指南用书，人们关于旅游健康的知识需从不同的途径获取，一些说法不一的信息可能会影响人们对国外健康风险的判断。

本书的编写是根据世界卫生组织公布的近年来"一带一路"沿线国家传染病发病趋势，结合海外逗留期间可能遇到的健康问题，以通俗易懂的语言为读者解读旅游期间可能碰到的风险较高的传染病清单与应对措施。不仅如此，本书还包含出游全周期的健康保障措施及健康管理，是国内首本针对华人海外出行的传染病预防指南权威用书，相信会对正确引导公众出游的防病意识、提升其健康素养发挥积极作用。在此也希望各位读者在读完这本书后，也能将健康生活方式作为一种随时能保持的好习惯，极大减少传染病的发生风险。

中国疾病预防控制中心组织编写本书的目的是在"中国公共卫生发展援助能力建设项目"的实施背景下，为公共卫生援外人员的指导和培训提供权威教材，同时本书也能作为一般科普性读物供公众出游携带阅读。我相信本书能够成为广大读者出游必备书籍的首选，亦借本书的顺利出版祝愿所有华人无论身在何方都能保持身心健康。

冯宁 宋铁

2020 年 5 月 12 日

本书使用说明

在新时代，随着改革开放的深入开展，中国的大国外交和对外开放将更加全面、深入。在构建人类命运共同体的政策指引下，中国所倡导的"一带一路"倡议得到了长足发展，以商贸、务工、旅游、国际交流等目的前往沿线国家的人群日渐增多。如果出发前没做好在海外逗留期间如何避免可能感染传染病的风险准备，在整个行程中一旦遇到传染病又不能妥善处理，就会给个人的身体健康带来不必要的损失，甚至有可能把传染病带回国内，引起一系列公共卫生问题。因此，加强预防传染病的健康教育，提高出国人员对传染病防治意识和处理能力显得十分重要。本指南的主要目的是为到往海外的华人提供从出行前准备、海外逗留期间，到回国后健康管理的出行全周期传染病预防和健康技能指南，减少由于海外出行造成的健康危害。

在阅读本书之初，您会像所有初学者一样，从最基本的传染病知识开始。通常当人们患上某种疾病后，并不知道自己感染了哪种病毒或细菌，往往要到医疗机构做进一步检查才能确诊。但是，当您了解并掌握了预防传染病的基本原则后，就可以在发病早期根据一些症状依据指南采取相应的措施，这样既能缓解您的不适，又可以减少传染给其他人的机会。因此，为了保障出行期间的身体健康，我们建议您在开始旅行前先仔细阅读指南的第一部分——传染病预防基础知识。然后，您可以按顺序阅读离境前准备、重点传染病个人预防指引、归国人员健康管理这几个部分。

本指南适用于不以定居为目的前往海外短期旅游、学习、务工、经商的华人群体，面向的是普通公众，无论您是否有医学背景，都能快速读懂本书中的防病要点，相信能成为您出行防病健康的贴身小秘书。本指南也可作为健康教育科普材料供援外人员使用，亦可用于公共卫生相关培训参考丛书，您可以将此书发放给当地公众或受训对象，相信会有利于提升他们的防病能力。

目 录

1

传染病预防基础知识

1.1 传染病的基本概念

传染病是指由于具有传染性的致病生物，如细菌、病毒、立克次体、寄生虫等入侵人体，发生使人体健康受到某种损害以至危及不特定的多数人生命健康甚至整个社会的疾病。传染病种类很多，可通过不同方式，直接或者间接地传播，造成人群中传染病的传播，发生或者流行。

传染病种类很多，可通过不同方式，直接或间接传播，造成人群患病或流行。

1.2 传染病传播三要素

1.2.1 传染源

传染源是指体内有病原体生长繁殖，并且能够排出病原体的人和动物。传染源包括患者、病原携带者和受感染的动物。

患者：指的是出现了临床症状的传染病患者。病原体侵入机体后，需要过一段时间机体才会出现临床症状或体征，这段时间称为潜伏期。随后患者会经历临床症状期和恢复期。

病原携带者：是指感染病原体后没表现出临床症状，但是能排出病原体的人，包括带菌者、带毒者、带虫者。在饮食服务行业、供水企业或托幼机构等单位工作的病原携带者对人群健康威胁非常严重。

受感染的动物：也可以作为传染源。脊椎动物与人类之间可以自然传播的疾病和感染称为人畜共患病，如鼠疫、狂犬病、血吸虫病等。

1.2.2　传播途径

传播途径是指病原体自传染源排出之后，再传染给另一位易感者之前在外界环境中所行经的途径。一种传染病的传播途径可以是单一的，也可以是多渠道的。传播途径可分为水平传播（病原体在外环境中借助传播因素实现人人传播）及垂直传播（病原体通过母体直接传给子代）两类。

水平传播包括经空气、经水、经食物、经接触、经节肢动物、经土壤传播及医源性传播。垂直传播又称为母婴传播。

经空气传播：主要传播呼吸道传染病，包括经飞沫传播、经飞沫核（气溶胶）传播及经尘埃传播，如流感病毒、百日咳杆菌和脑膜炎双球菌等。经空气传播的传染病易广泛传播，发病率较高。

经水传播：饮用污染的水或在疫水中活动（如游泳、洗澡等），均可被传播，一般肠道传染病和一些寄生虫病可通过经水传播。患者一般都有饮用污染水源或接触疫水的经历。典型病种有血吸虫病、钩端螺旋体病等。

经食物传播：是肠道传染病和某些寄生虫病的传播方式。人们食用了被病原体污染的食物，可以引起传染病传播。

经接触传播：通常分为直接接触传播和间接接触传播。直接接触传播是指在没有外界因素的参与下，易感者与传染源直接接触引起的传播，性接触传播属于这一类；间接接触传播是指易感者接触了被病原体污染的物品所造成的传播，最常见的是各类生活用品，家庭同住者共用某些生活用品可引起传播，如水痘、手足口病等。

经节肢动物传播：又称虫媒传播，是指经过节肢动物机械携带或者吸血叮咬来传播疾病，常见的传播媒介有蚊、蝇、蜱、螨、跳蚤等。典型病种如登革热、疟疾、恙虫病等。

经土壤传播：是指易感者通过接触被病原体污染的土壤

所导致的传播。主要有肠道寄生虫病（蛔虫病、钩虫病等）及能形成芽孢的细菌性疾病（炭疽、破伤风等）。

垂直传播：是指孕妇在孕期、分娩过程及产期中，把在母体的病原体直接传给子代，包括经过胎盘传播、上行性传播和分娩时传播。

1.2.3 易感人群

人群作为一个整体，对于传染病的易感程度称为人群易感性。人群易感性的高低取决于该人群中易感者所占的比例。人群中易感者所占比例越大，人群易感性越高。一般来说，在引起传染病流行的其他条件不变的情况下，人群易感性高，传染病易于发生和传播；当人群免疫力足够高的时候，带有免疫力的人群不仅自身不发病，而且还能在人群中形成免疫屏障，阻断或终止传染病流行。疫苗接种是行程人群免疫屏障的有效手段。

1.3 预防传染病的基本措施

传染病的预防，其实离不开几项基本措施，做好个人卫生、疫苗接种、注意饮食卫生和自我防护，可以很大程度保护您在出国期间不受传染病的侵扰。

1.3.1 个人卫生

养成良好的个人卫生习惯可以很大程度远离传染病。保持手部卫生可以预防多种肠道传染病、呼吸道传染病；保持衣物整洁干净也可以预防一些蚊虫叮咬而引起的疾病；从户外回家后，通过自我检查也能及时发现黏附在身上的一些致病的小虫。

1.3.1.1　洗手

我们应该时常保持双手干净，勤洗手，特别是在：

○ 饭前便后。

○ 戴、脱口罩前后。

○ 外出回家后。

○ 给婴儿换尿布、哺乳前后。

○ 制备食物前后。

家长也应教会孩子勤洗手以及用正确的方式洗手。

我们推荐"六步洗手法"，每次洗手应该使用肥皂和流动的清水清洗，搓洗至少20秒，然后用干净的毛巾或纸巾擦干双手。如果觉得20秒的时间很难掌握，那么将《生日歌》从头到尾哼唱两遍就行了。研究证明，洗手保持15～30秒能去除手上更多的细菌。

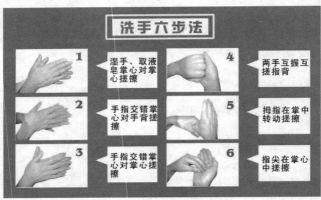

图 1-1　六步洗手法

如果没有肥皂和流动的清水，可以使用含酒精洗手液（速干手消毒剂，也称免洗洗手液）来清洁双手。把足够分量的含酒精洗手液倒在掌心覆盖整个双手，再按照"六步洗手法"搓拭双手至少20秒直到手干即可。

特别提醒：家长需要注意，在给孩

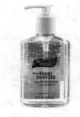

图 1-2　免洗洗手液

6

子使用免洗洗手液时，要叮嘱孩子在搓拭完毕后不要把手放入嘴里，以免误食洗手液中的酒精。

1.3.1.2 涉水后清洁

暴雨、洪水过后，很多地方会出现积水，环境中各种致病性生物会增多。如果不做好防护措施就踏入这些水体，很容易受到细菌感染，甚至感染寄生虫病。这些疾病包括：浸渍性皮炎（俗称"烂脚丫"）、手足癣、湿疹、红眼病、钩端螺旋体病等。

一旦发生暴雨或洪水，您不要直接走入积水中，应尽量减少与积水接触的机会，更不要光脚走入积水。如果必须要踏入积水中，建议穿长筒胶鞋，避免感染。

如果没有防护用鞋，在接触脏水后，尽快清洗双手和双脚，涉水的鞋子也应该及时清洗、晾干。

1.3.1.3 户外活动的注意事项

避免被虫子叮咬

在海外，如果前往丛林、森林、山区等植被茂盛的地方，要特别注意避免被一些会致病的虫子叮咬——比如蜱虫和恙虫。这两种虫子都能传播多种传染病，轻则引起皮肤过敏、发热、头痛等症状，重则会致死。因此，从户外返回居住地时，要注意检查全身，及时清理衣物或皮肤上黏附的虫子。

蜱虫：

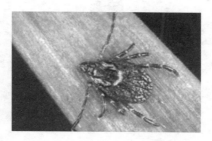

图 1-3　蜱虫（来源：美国疾病预防控制中心）

蜱虫大多生活在植被茂盛的山区和丘陵地带，草地、森林等野外环境多见，也多存在于城市的大型公园、植被茂盛等地区。蜱虫可以传播多种传染病，常见的包括：莱姆病、森林脑炎、Q 热、蜱传斑疹伤寒、野兔热等。因此，在上述环境返回居住地时，要立刻换下脏的衣物，有条件的应尽快洗澡，并检查衣服上是否有蜱虫附着。如果有，小心将蜱虫移走并用热水烫洗衣服，常温水或冷水无法将蜱虫杀死。

另外，检查您的身体是否有蜱虫附着（图 1-4）。蜱虫附在人的皮肤上看上去会像小"黑痣"，如果发现千万不要用手抓或拍打。如果发现身上有蜱虫，应尽快到当地医院处理。返回居住地后应尽快洗澡。

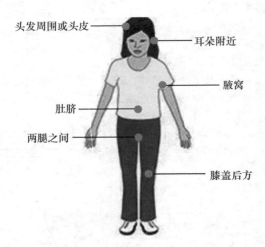

图 1-4　蜱虫容易附着人体的位置

正确蜱虫拔除方法：
被蜱虫叮咬后正确的处理方式是用小镊子。

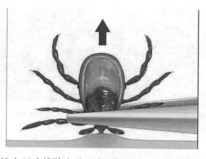

图 1-5　蜱虫正确拔除方法（来源：美国疾病预防控制中心）

①用小镊子在贴近皮肤的位置轻轻夹住蜱虫头部。

②在垂直于皮肤方向把蜱虫拉出，同时避免把蜱虫捏碎或扭断头部。

③随后用碘酒或酒精消毒被叮咬的部位。

特别提醒： 网上流传许多错误的拔除蜱虫的方法，操作不当很容易刺激蜱虫越咬越深，或把头部和身体分开，为后续处理带来许多麻烦，建议千万不要尝试！这些不靠谱的方法诸如：用火烧蜱虫身体、涂抹指甲油刺激蜱虫、用凡士林涂抹蜱虫，等。

恙虫：

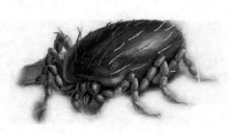

图 1-6　恙虫

恙虫常出没于灌木丛边缘、草丛及河岸等地方，喜欢叮咬人的腋下、腰部、腹股沟、会阴等部位，可以传播恙虫病。人被恙虫叮咬后皮肤会出现皮疹、水疱，然后形成焦痂和溃疡。

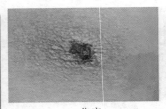 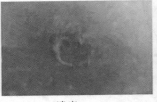

焦痂　　　　　　　　　溃疡

图 1-7　恙虫叮咬后伤口

因此，在户外要尽量避免在草地上、草丛中坐卧休息，若在这些地区活动时，要不时拍打衣物，抖落附着的恙虫。

返回居住地后，应要及时换洗衣物，仔细检查身体有没有类似恙虫咬过的地方，并尽快洗澡。

远离野生动物

人类与野生动物接触的过程中可能会感染一些传染病，如布氏菌病、炭疽、狂犬病等。在海外逗留期间，应该尽量避免与野生动物接触，并做到以下几点：

①不要主动接触或抚摸野生动物，如：蝙蝠、猩猩、鼬等。

②不要接触、贩卖或食用非正常死亡的动物。

③不要试图分开正在打斗的动物。

④远离那些看起来行为怪异的动物，特别是狗。

⑤如因职业需要接触动物者，应做好职业防护措施。

1.3.2　疫苗接种

疫苗是全球公认的预防疾病最经济、最有效的手段。在我国人用疫苗分为两类——一类疫苗和二类疫苗。一类疫苗是指政府免费向公民提供，公民应当依照政府的规定受种的疫苗；二类疫苗是指公民自费并且自愿受种的其他疫苗。

如果需要在出国前接种二类疫苗，建议先咨询居住地附近的卫生院或社区卫生服务中心的接种门诊，咨询是否有相关二类疫苗可供接种。

表 1-1 中国可供接种疫苗及可预防疾病一览表

疫苗名称	可预防疾病
乙型肝炎疫苗	乙型肝炎
卡介苗	结核病
脊髓灰质炎疫苗	脊髓灰质炎（小儿麻痹症）
百白破联合疫苗	百日咳、白喉、破伤风
白破疫苗	白喉、破伤风
麻风联合疫苗或麻疹疫苗	麻疹或风疹
麻腮风疫苗	麻疹、腮腺炎、风疹
乙脑减毒活疫苗	乙型脑炎
A 群脑膜炎球菌多糖疫苗	A 群脑膜炎球菌引起的流行性脑脊髓膜炎
A 群 C 群脑膜炎球菌多糖疫苗	A 群及 C 群脑膜炎球菌引起的流行性脑脊髓膜炎
甲肝减毒活疫苗	甲型肝炎
流感疫苗	流感
狂犬疫苗	狂犬病
水痘疫苗	水痘
b 型流感嗜血杆菌结合疫苗	b 型流感嗜血杆菌引起的侵袭性疾病
23 价肺炎球菌多糖疫苗	23 种肺炎球菌血清型引起的肺炎球菌疾病
13 价肺炎球菌多糖结合疫苗	13 种肺炎球菌血清型引起的肺炎球菌疾病
轮状病毒疫苗	轮状病毒
EV71 疫苗	EV71 型病毒引起的手足口病
二价 HPV 疫苗	2 种可致宫颈癌的病毒型别

疫苗名称	可预防疾病
四价 HPV 疫苗	4 种可致宫颈癌的病毒型别
九价 HPV 疫苗	9 种可致宫颈癌的病毒型别
黄热病疫苗	黄热病
麻风联合疫苗	麻疹、风疹

全球部分国家在入境时需要提供接种黄热病疫苗的证明（见附录 2- 全球黄热病传播风险及要求疫苗接种国家一览），在前往这些国家前，需要接种黄热病疫苗并开具证明（见附录 – 黄热病疫苗接种及相关证明办理）。

1.3.3　饮食卫生

在海外逗留前进必须时刻注意食品安全与饮食卫生，不干净的食物可能引起肠道传染病，导致腹泻、呕吐，甚至脱水，严重影响您的身体健康。

世界卫生组织食品安全五要素

◎ 保持清洁：拿食品前要洗手；准备食品期间要经常洗手；便后要洗手；要清洗和消毒用于准备食品的所有场所和设备；避免虫、鼠及其他动物进入厨房和接近食物。

◎ 生熟分开：生的肉、禽和海产食品要与其他食物分开；处理生的食物要有专用的设备和用具，例如刀具和切肉板；使用器皿储存食物以避免生熟食物互相接触。

◎ 做熟：食物要彻底做熟，尤其是肉、禽、蛋和海产品；汤、煲等食物要煮开以确保达到 70℃以上；肉类和禽类的汁水要变清，而不能是淡红色的；最好使用温度计；熟食再次加热要彻底。

◎ 保持食物的安全温度：熟食在室温下不得存放 2 小时以上；所有熟食和易腐烂的食物应及时冷藏（最好在 5℃以下）；熟食在食用前应保持滚烫的温度（60℃以上）；即使在

冰箱中也不能过久储存食物；冷冻食物不要在室温下化冻。

　　◎ 使用安全的水和原材料：使用安全的水或进行处理以保安全；挑选新鲜和有益健康的食物；选择经过安全加工的食品，例如经过低热消毒的牛奶；水果和蔬菜要洗干净，尤其是要生食时；不吃超过保鲜期的食物。

　　做好以上五步，可以降低您罹患严重食源性疾病的风险。

　　有些食物特别容易引起食源性疾病，如：生的或未彻底煮熟的肉类和海鲜 / 水产品、未彻底洗净的蔬菜和水果、生水、生的奶制品（包括牛奶、羊奶等）、发霉的食物等。无论您是自己烹饪还是在外进食这些食物都要特别注意。

海鲜等水产品的购买建议

①新鲜的鱼和虾

　　◎ 闻起来应该是新鲜、气味温和的，没有腥臭、发酸或像氨气的味道。

　　◎ 鱼的眼睛应该是清澈、饱满的。

　　◎ 整条鱼或鱼片应该是肉质结实、新鲜有光泽，鱼鳃应该是鲜红色、无乳白色黏液。

　　◎ 鱼片应该显示没有变色、变暗或边缘干燥。

　　◎ 虾肉应该是半透明、有光泽，很少或没有气味。

②贝壳类海产品

　　◎ 看标签：观察新鲜贝类（带壳）或去壳贝类的容器或包装袋子上的标示或标签。标示或标签上含有该产品的具体信息，包括加工者的合格证号。

　　◎ 丢弃有裂纹 / 破裂的贝类：扔掉那些壳有裂纹或破裂的蛤、牡蛎以及贻贝等贝类。

　　◎ 做"轻叩测试"：鲜活的蛤、牡蛎和贻贝的壳在轻轻叩打时会合上。请勿挑选轻叩后壳无法合上的贝类产品。

　　◎ 检查腿部活动：活的螃蟹和龙虾腿部会活动。虾蟹死亡后肉质很快就会变质，所以只能挑选活的。

海外饮食建议

①肉类都必须彻底煮熟才能进食，彻底煮熟的标志是肉类变成熟透的颜色，切开后中间没有血丝。生肉可能含有如

致病性大肠杆菌、沙门菌、李斯特菌等致病生物，彻底加热可以保障食品安全。

②不吃淡水鱼生，淡水生鱼片可能含有寄生虫，需要彻底加热才能杀死这些寄生虫。因此不建议生吃。

③海鲜或水产品可能含有一些致病细菌，因此，应该彻底煮熟方可食用。一些贝壳类水产品（如蛤蜊、贻贝和牡蛎）要加热到壳张开，并把没有开壳的丢弃。彻底熟透的贝壳类水产品的肉质呈现不透明的奶白色。

④水果和蔬菜都要彻底洗净方可食用。要用干净的水冲洗蔬果表面，对于有硬质外皮的蔬果（如哈密瓜和黄瓜），要彻底洗清洗外皮。

⑤不喝生的牛奶，生牛奶（未经过巴氏消毒）可能会含有致病性大肠杆菌、沙门菌、李斯特菌等致病生物，因此，牛奶或奶制品上有"巴氏消毒"（pasteurized）或"瞬间高温消毒"（UHT）的标志，方可食用。

⑥不喝生水。如果水不是正规瓶装水或来源不安全的饮用水，应该彻底煮沸放凉才能喝。

⑦不吃任何发霉的食物。坚果、谷物和豆类一旦发霉必须丢弃，如果误食必须吐出来并刷牙漱口。

⑧外出就餐时，要选择有正规牌照、干净卫生的餐厅，避免光顾无牌小摊贩。点餐时应点全熟食物。

特别提醒：非洲一些地区有喝散装鲜枣汁、吃野生动物（如果蝠）的习惯；在中东地区也有喝骆驼奶的习俗，但这些行为容易感染多种传染病，包括埃博拉病毒病、尼帕病毒病、中东呼吸综合征等。因此，建议在前往这些地区时，不要吃任何野生动物食品或被野生动物啃食过的食物，也不要饮用鲜枣汁。同时，远离那些生病或死亡的动物，不要触摸或食用。

1.3.4 自我防护

在海外如果要前往一些人流密集的场所、特殊环境或参加集体活动，为保护健康可以适当做一些自我防护措施，例如，佩戴口罩、做好防蚊虫措施、正确使用安全套以及做好防晒。

1.3.4.1 戴口罩

在到往一些人流密集的场所，或者是在流感等传染病高发的季节，一些免疫力低下的人群如：孕妇、儿童、老人等可佩戴口罩达到防病效果。

正确佩戴口罩

①选择尺码合适的口罩，儿童可以选择儿童尺码。

②戴口罩前先洗手。

③让口罩紧贴面部：口罩有颜色的一面朝外，有金属条的一边向上。如果口罩没有颜色，应将折纹向下的一面朝外。

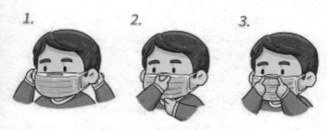

图 1-8 正确佩戴口罩步骤

如果选用绑带式外科口罩，将口罩的绑带系在头顶；如选用挂耳式外科口罩，则把口罩的橡皮筋绕在耳朵上。

把口罩的金属条沿着鼻梁的两侧按紧。拉开口罩，使口罩完全覆盖口、鼻和下巴。

④口罩戴好后，避免接触口罩。如果必须要接触口罩，在接触前后都要彻底洗手。

正确摘下口罩

①如果口罩有破损或污渍，应立即更换；口罩至少每天更换。

②脱口罩前要洗手。

③脱口罩时，应尽量避免接触口罩朝外的部分——因为这部分可能已沾染细菌。

④脱下的口罩应该丢弃，不可重复使用。将使用过的口罩丢弃在有盖垃圾箱内。

⑤再次洗手。

1.3.4.2　防蚊虫措施

到户外活动时，特别是到森林、湖泊、草丛等植被茂盛的地方，要做好防蚊虫措施。

①穿戴浅色的长袖衣裤，长袜子，戴帽子。

②在草地、森林等地区不要赤脚行走，远离高大的植被。

③驱避剂可以有效防止蚊子、蜱虫等多种蚊虫叮咬，选购时要看是否含有以下有效成分之一：

○避蚊胺（DEET）。

○派卡瑞丁（picaridin）。

○驱蚊酯 IR3535。

○柠檬桉油（OLE）。

特别提醒：2 岁以下小孩不推荐使用驱避剂，3 岁以下小孩不推荐使用含柠檬桉油（OLE）的驱避剂产品。

可以将驱避剂喷洒在裸露的皮肤上或衣物上。使用前请仔细阅读产品上的使用指南。

1.3.4.3　安全套使用

安全性行为就是无论何时，当您性交（或口交）的时候，应使用安全套或口交膜（一种建议在口交时使用的方形乳胶）。只要全程、正确使用安全套，有接近 99% 的概率能有效预防 HIV 病毒及性传播疾病。不过请谨记：

○只用乳胶安全套（或口交膜）。

○只用水溶性润滑液。

○每次性交都要采取安全措施。

正确使用安全套：

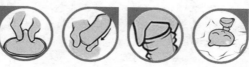

图 1-9　安全套使用步骤

①小心打开包装，取出安全套。

②把安全套戴在勃起的阴茎头上，捏紧安全套顶端把空气挤出。

③套着阴茎一直往下展开安全套。

④性行为后，握着安全套底部，再拔出来。

⑤小心取出安全套并扔进垃圾桶。

1.4　基本症状的自我处理

海外逗留期间注意个人卫生见 1.3.1，饮食卫生见 1.3.3，可以有效预防传染病，如果出现一些轻微的症状，可以自己采取一些简单的治疗或处理措施。

1.4.1　发热

导致发热的原因有很多，如细菌、病毒或寄生虫感染，一部分的发热是由于感染自限性病毒所致。如果是普通感冒所导致的发热，您可以采用物理降温：

○适当保暖，避免着凉即可，不必捂汗。

○保持房间处于舒适温度，多喝水，多休息。

○用温水洗澡或擦拭身体，可以帮助退热。

记住，不要用冷水洗澡，也不要用冰块或酒精擦拭，这些措施只能降低皮肤温度，但会导致内部体温升高，出现寒战，往往会使情况更糟糕。

如果要服用退热药，必须遵照用药说明服药。

特别提醒：一些重点传染病（如疟疾）的初期症状也是发热，如果您前往那些重点疾病流行区域后约一个月内出现发热，需马上就医。

1.4.2　脱水

呕吐或腹泻都可能导致脱水，脱水的主要症状有：排尿减少；嘴和喉咙干燥；起身时感到眩晕。如果是小儿脱水，会表现为哭泣时无泪以及异常困倦和烦躁。如果出现脱水症状，您应该尽快进行补液，以下措施可以缓解轻度脱水：

口服补液药物（oral rehydration solution，ORS）

这种药物一般在当地药房可以购买到，应遵照说明书服用以补充体液。服用 ORS 是对轻度脱水最有效的措施。

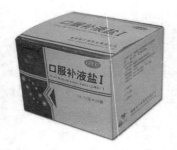 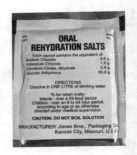

图 1-10　不同品牌的 ORS 示例

自制补液

如果您无法买到 ORS，也可以尝试自制补液：在 1 升水中加入 1 茶匙（约 4ml）的盐以及 2～3 茶匙（15ml）的糖（或蜂蜜）。在 2～4 小时内饮用 2～4 升自制补液，能有效补充体液以及恢复排尿。

特别提醒：患者应该避免饮用果汁、软饮和运动饮料。对儿童使用抗生素可能引起他们肠道菌群紊乱，加重病情，必须谨慎。如果觉得自己或您照顾的人严重脱水，请马上送医。严重脱水的症状包括：昏睡或昏迷；极度干燥的嘴巴和舌头；按压皮肤后回弹非常缓慢；脉搏很弱或没有；极少或没有排尿。

1.4.3　呕吐

呕吐有很多原因，包括晕动病（晕车、晕船或晕机）；或者食源性疾病、中毒或肠道传染病。如果您出现呕吐，应避免进食固体食物直到呕吐停止后 6 小时，随后逐渐恢复正常饮食。以下是呕吐症状的处理建议：

补液

呕吐会让您体液流失，严重时甚至会引起脱水。因此，您需要进行补液（1.4.2）。

非处方药

您可以在当地药房购买到一些止呕药物。例如，碱式水杨酸铋（Bismuth subsalicylate，有两个品牌：Kaopectate 和 Pepto-Bismol）可以治疗肠胃炎引起的恶心和呕吐。抗组胺药（Antihistamines）可以治疗由于晕动病导致的恶心和呕吐。

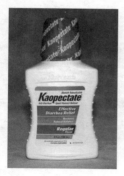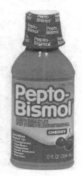

图 1-11　止呕药物示例

特别提醒： 您的呕吐物可能会成为一些疾病的传染源。因此，建议您呕吐时吐在厕所或袋中，随后彻底冲水或绑紧袋口再丢弃。如果吐在地上，可用报纸或其他物品清理，放入垃圾袋中绑好丢弃。也可以请联系专业清洁人员对呕吐处表面进行清洁消毒处理。

1.4.4 腹泻

旅行期间发生的腹泻一般称作"旅游者腹泻"（traveler's diarrhea）。对于健康的成年人来说，腹泻一般是轻症，很少危及生命。但是，腹泻有可能会影响您的行程安排。在海外万一真的发生腹泻该怎么办呢？这里我们为您提供几条建议：

补液

腹泻会让您体液流失，严重腹泻如果不采取措施可能会导致脱水。因此，您需要进行补液（1.4.2）。

抗生素

出行前如果医生为您开了抗生素携行，应充分咨询医生服用种类与方法。

非处方药

您可以在当地药房购买一些治疗腹泻的药物，如复方苯乙哌啶片（Lomotil，止泻宁）或易蒙停（Imodium）。服用前一定要充分了解服药说明。

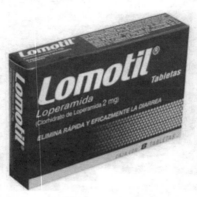

图 1-12　止泻药物示例

如果您在采取措施后仍不见好转，就要尽快到当地医疗机构就医。

2

离境前准备

2.1 出行准备

2.1.1 出境前健康体检指引

国家规定出国前需体检的人群包括：

①经批准出国劳务、探亲、定居及留学的中国公民。

②国际通行交通工具上工作的中国籍员工（包括食品和饮用水从业人员）。

③国家留学基金委有体检要求的公派人员。

出国旅行一般不需要体检，两类人除外：一是年满70岁或者身体状况不佳的老人；二是刚从疫区回来，想再次出境旅游的中国公民。

建议出行前到各地国际保健中心接受国际旅行卫生保健咨询，以了解我国和前往国（或地区）在体检和预防接种方面的相关要求，特别是前往国（或地区）的疾病流行状况和应采取的相关保健措施。各省旅行卫生保健中心联系电话见表 2-1，具体联系方式或更多信息也可登陆所在地区旅行卫生保健中心官网查询。

表 2-1　中国各省市国际旅游卫生保健中心联系方式

序号	各地健康体检机构	咨询电话
1	北京国际旅行卫生保健中心	（010）64274239
2	天津国际旅行卫生保健中心	（022）25793335
3	河北国际旅行卫生保健中心	（0311）7818309
4	山西国际旅行卫生保健中心	（0351）7830144
5	内蒙古国际旅行卫生保健中心	（0471）6510981
6	辽宁国际旅行卫生保健中心	（0411）2817720

续表

序号	各地健康体检机构	咨询电话
7	吉林国际旅行卫生保健中心	（0431）7694687
8	黑龙江国际旅行卫生保健中心	（0451）2332047
9	上海国际旅行卫生保健中心	（021）62686286
10	江苏国际旅行卫生保健中心	（025）3600130-50
11	浙江国际旅行卫生保健中心	（0571）87048331
12	安徽国际旅行卫生保健中心	（0551）5165316-8000
13	宁波国际旅行卫生保健中心	（0574）87141365
14	福建国际旅行卫生保健中心	（0591）7508447-22
15	厦门国际旅行卫生保健中心	（0592）6015184
16	江西国际旅行卫生保健中心	（0791）8301649
17	山东国际旅行卫生保健中心	（0532）2880052
18	河南国际旅行卫生保健中心	（0371）5943397
19	湖北国际旅行卫生保健中心	（027）88042569
20	湖南国际旅行卫生保健中心	（0731）86869431
21	广东国际旅行卫生保健中心	（020）81854600
22	深圳国际旅行卫生保健中心	（0755）83774007
23	珠海国际旅行卫生保健中心	（0756）8883246
24	海南国际旅行卫生保健中心	（0898）8917125
25	广西国际旅行卫生保健中心	（0771）5325421
26	重庆国际旅行卫生保健中心	（023）67606504
27	四川国际旅行卫生保健中心	（028）85159611

序号	各地健康体检机构	咨询电话
28	贵州国际旅行卫生保健中心	(0851) 6763351
29	云南国际旅行卫生保健中心	(0871) 7180970
30	西藏国际旅行卫生保健中心	(0891) 6833108
31	陕西国际旅行卫生保健中心	(029) 4249461
32	甘肃国际旅行卫生保健中心	(0931) 8667184
33	青海国际旅行卫生保健中心	(0971) 8222570
34	宁夏国际旅行卫生保健中心	(0951) 5036230
35	新疆国际旅行卫生保健中心	(0991) 4837744

2.1.2 出境前疫苗接种指引

出国预防接种分为两种类型疫苗：

①规定的预防接种：即依据国际卫生条例或者一些国家的规定，对于旅行者前往某些烈性传染病的疫区或流行区要求进行预防接种，并应持有效的国际预防接种证书。这类预防接种要求包括黄热病和霍乱疫苗，黄热病预防接种证书是世界卫生组织唯一要求的国际旅行预防接种证书详见附录2《全球黄热病传播风险及要求疫苗接种国家一览》；世界卫生组织的霍乱疫苗接种建议详见附录4《霍乱疫苗接种建议》。

②推荐性的预防接种，即某些国家和地区有某种或某几种传染病流行，为了防止感染这些传染病，这些国家或地区的卫生当局提出推荐性的预防接种，这些传染病有：甲型传染性肝炎、乙型肝炎、流行性脑脊髓膜炎、伤寒、乙型脑炎、白喉、破伤风、狂犬病、脊髓灰质炎等。鉴于上述疫苗接种要求不同，因此出国人员应在出行前1个月到国际旅

行卫生保健机构咨询，联系电话见表2-1，以便出行前做好接种。

出国旅行、务工、探亲者疫苗接种建议

①以下情况应考虑接种乙肝疫苗：可能与血制品接触（如医护工作者），与当地居民发生性行为，在当地居住超过6个月，可能接受当地医院治疗。

建议所有婴幼儿以及婴幼儿期未接受乙肝疫苗接种的11～12岁儿童接种乙肝疫苗。

建议5岁以下儿童注射乙肝免疫球蛋白。

②每年12月至次年6月前往乍得、苏丹、埃塞俄比亚、贝宁、布基纳法索、佛得角、科特迪瓦、冈比亚、加纳、几内亚、几内亚比绍、利比里亚、马里、毛里塔尼亚、尼日尔、尼日利亚、圣赫勒拿岛、圣多美和普林西比、塞内加尔、塞拉利昂、多哥等国家的出国人员需接种脑膜炎球菌疫苗。

③黄热病预防接种有效时间是从接种后第10天起10年内有效。前往布隆迪、埃塞俄比亚、肯尼亚、卢旺达、坦桑尼亚、贝宁、布基纳法索、佛得角、科特迪瓦、冈比亚、加纳、几内亚、几内亚比绍、利比里亚、马里、毛里塔尼亚、尼日尔、尼日利亚、圣赫勒拿岛、圣多美和普林西比、塞内加尔、塞拉利昂、多哥、安哥拉、喀麦隆、中非共和国、乍得、刚果、刚果民主共和国、赤道几内亚、加蓬、苏丹等国家的出国人员需接种黄热病疫苗。要求接种黄热病疫苗的国家列表见附录"全球黄热病传播风险及要求接种国家一览"，最新名单可在世界卫生组织官网"Emergencies-travel advice"栏目中查看。

④工作或旅游中可能与野生或家养动物长时间接触者，建议种狂犬病疫苗。

⑤前往非洲伤寒流行国家的人员建议接种伤寒疫苗。

⑥建议所有65岁以上的出国人员接种流感及肺炎疫苗。

⑦如有必要，进行成人百白破疫苗强化接种和脊髓灰质炎疫苗接种。

出境留学人员常见预防接种建议

预防接种主要根据国际卫生组织的规定和所到国家的要

求进行。我国各地海关接种项目一般包括霍乱疫苗、黄热病疫苗、吸附精制白喉、破伤风二联类毒素疫苗、乙型肝炎疫苗、狂犬病疫苗、人血丙种球蛋白，流行性乙脑炎疫苗、流行性脑脊髓炎疫苗、伤寒副伤寒甲乙三联菌疫苗等。留学人员所需的接种项目由海关根据各国要求及疫情状况决定。留学人员如在国外居留1年以上，应在出国前到海关办理有关手续。不同的国家对来自不同国家的旅客有不同的要求。根据具体情况，留学人员去欧洲、亚洲大部分国家、北美洲和大洋州，一般有霍乱接种证明即可，去非洲、南美洲和个别亚洲国家，则至少需要黄热病和霍乱两种证明。

2.1.3　目的地卫生资源咨询

①建议出境前提前购买境外旅行医疗保险，熟知保险内关于寻求医疗帮助的条款及细则，境外发生疾病后可与保险公司电话联系咨询。

②联系当地酒店了解附近医院、诊所及药店的分布情况，如发生疾病可联系酒店安排车辆或代叫出租车前往医院。

③在境外可使用谷歌地图（Google Map）查找当地医院分布及路线，提前了解。

④在国外，领事保护、护照、签证以及各国安全情况等咨询与服务可拨打外交部全球领事保护与服务应急呼叫中心（12308热线），具体见附录1。

⑤联系驻当地中国大使馆，联系方式见2.2。

2.1.4　个人携带药物注意事项

处方药应按医生的医嘱使用（切勿自行乱用）。另外，出国人员遵医嘱携带的药物，必须配有医生的用药指导，内容包括药品清单和使用方法，如治什么病和如何服用，还应有医生的签名和日期。所注明的药物治疗的健康问题和用法，可便于在遇到紧急情况时为当地医疗机构提供信息。

另外，携带药品进任何国家入境时要如实申报："在医生指导下，带有自用药物"并带上医生的附函（很多国家要求入境人员携带药品入境需同时具备医生开具的附函），这样才可避免发生误会。通常如实申报，经核定为个人自用范围的药物都会给予放行。

2.2　目的地卫生信息获取指引

如已确定出行目的地以及停留时间，应了解目的地的传染病流行情况。对这些卫生信息的了解程度将有助您在出行前进行妥善准备，减少在海外染病风险。在此，我们列出了一些对您出行非常重要的官方机构，告诉您可以查询到什么样的信息。您也可关注以下机构的官方微信公众号或下载手机客户端，以便更快捷地获取想要的资讯。但要注意的是，这些微信公众号一般以科普知识推送为主，若要了解前往国家的传染病疫情动态信息，建议在其官网浏览或查询。

中华人民共和国外交部——中国领事服务网

官网：http://cs.mfa.gov.cn/　手机客户端：外交部 app

建议首先浏览"中国领事服务网"，在这里您可以了解到中国外交部的安全提醒、目的地国家医疗状况与传染病疫情提醒。如果在海外突发重病，中国驻当地使领馆可以协助您提供当地医院名单。

世界卫生组织

官网：英文版 http://www.who.int/en/　中文版 http://www.who.int/zh/home

官微：世界卫生组织

世界卫生组织网站展示了全球与卫生有关的各类信息，包括重要卫生事件、突发公共事件通报、健康主题、全球疾病概况和防病措施等信息，您也可以查询到目的地国家的卫生概况。如您要了解最新的全球范围疾病暴发疫情实况，建议浏览英文版的网站。

疾病暴发新闻

在网页的"突发卫生事件"（Emergencies）栏目下的"疾病暴发新闻"（Disease Outbreak News，DONs）获知全球各地疾病暴发的通报。

国家卫生状况

在网页的"国家"（Countries）栏目中找到要到往的目的地国家，网页会展现该国家的人口、地理和卫生情况的数据。

中华人民共和国海关总署

官网：http://www.customs.gov.cn/

官微：中国海关

中国海关总署提供了有关海关政策、入境申报的信息。您重点关注官网所展示不同国家或地区的疾病疫情通报。

在网站的"检验检疫"下"卫生检疫"栏目中可获取境外和国外的疾病疫情通报。

中华人民共和国文化和旅游部

官网：http://www.cnta.gov.cn/

官微：中国旅游

您在官网可以获取目的地有关的文化信息以及中国的国际交往情况，这些信息能增加您对目的地风俗的了解。您重点关注目的地国家的旅游出行提示。

在网站的"出行提示"栏目下可以查阅全国各地中国领事馆发出的疫情暴发提醒和旅游建议。

官微上的"我要出行—出游提示"中可以查看到所有的旅游提醒。

中华人民共和国外交部

官网：http://www.fmprc.gov.cn/web/　手机客户端：外交部 app

外交部官网上您可以查询到与中国最新的外交政策和动向，以及建交的国家列表，并可查询到中国驻外使馆、驻外领事馆以及驻外团、处信息。

美国疾病预防控制中心

官网：https://www.cdc.gov/　手机客户端：CDC

如果您的英语水平不错，我们建议您在出行前可以根据自己的情况（如出行目的地、出行类型、是否怀孕、慢性病史等）到美国疾病预防控制中心的"Travelers' Health"（旅行者健康）栏目中查询最适合您的出游建议，包括：当地传染病高发和流行情况、疫苗接种建议、海外停留期间防病措施等。

各国／地区领事馆联系方式

本部分我们只您展示非洲地区的中国大使馆／（总）领馆的联系方式，美洲、欧洲、亚洲和大洋洲的领馆相关信息可在中国领事服务网"领事保护"栏目获取：http://cs.mfa.gov.cn/zggmzhw/lsbh/yjdh/

表 2-2　非洲使馆／领事馆应急联系方式

序号	大使馆	（总）领馆	应急电话
1	阿尔及利亚		+213-770888028
2	埃及		+20-1223936582
3		亚历山大	+20-1274571836
4	埃塞俄比亚		+251-911-686415
5	安哥拉		+244-927769854
6	贝宁		+229-96204907
7	博茨瓦纳		+267-71315056
8	布隆迪		+257-22224307
9	赤道几内亚		+240-222214057
10		巴塔	00240-666699501
11	利比亚		+216-27167924
12	多哥		+228-92328940

序号	大使馆	（总）领馆	应急电话
13	厄立特里亚		+291-7638991
14	佛得角		+238-9893223
15	冈比亚		+220-7226668
16	刚果（布）		+242-055669898
17	刚果（金）		+243-851474669
18	吉布提		+253-77604556
19	几内亚		+224-664006622
20	几内亚比绍		+245-955804048
21	加纳		+233-54-8511686
22	加蓬		+241-07073601
23	津巴布韦		+263-772128308
24	喀麦隆		+237-6-97699283
25	科摩罗		+269-3322168
26	科特迪瓦		+225-58322468
27	肯尼亚		+254-719235543
28	莱索托		+266-58882882
29	利比里亚		+231-886555556
30	卢旺达		+250-784825635
31	马达加斯加		+261-33-0788188
32	马里		+223-78110040
33	毛里求斯		+230-52522618

续表

序号	大使馆	（总）领馆	应急电话
34	毛里塔尼亚		+222-46586507
35	摩洛哥		+212-661193314
36	纳米比亚		+264-811228200
37	南非		+27-123428826
38		德班	+27-761742938
39		开普敦	+27-723096634
40		约翰内斯堡	+27-715111494
41	尼日尔		+227-90373888
42	尼日利亚		+234-8065842688
43		拉各斯	+234-8056666116
44	塞拉利昂		+232-76680775
45	塞内加尔		+221-774554051
46	塞舌尔		+248-2713988
47	苏丹		+249-990111127
48	南苏丹		+211-912386015
49	坦桑尼亚		+255-754075128
50		桑给巴尔	+255-772148768
51	突尼斯		+216-98463848
52	乌干达		+256-703886882
53	赞比亚		+260-977790322
54	乍得		+235-66660009

序号	大使馆	（总）领馆	应急电话
55	中非		+236-75248688
56	莫桑比克		+258-826223383
57	马拉维		+265-888998037
58	斯威士兰		+27-12-3428826

其他可能对您出行有用的重要信息：

世界各地天气查询　中国气象局网 http://www.cma.gov.cn/

目的地文化风俗、入境居留、安全、物价等信息　中国领事服务网 http://cs.mfa.gov.cn/zggmcg/ljmdd/

目的地安全提醒　中国领事服务网 http://cs.mfa.gov.cn/gyls/lsgz/lsyj/

3

重点传染病个人预防指引

阿米巴痢疾

重要信息

○ 阿米巴痢疾（AMEBIC DYSENTERY）是由痢疾阿米巴引起的寄生虫病。全球均有病例报告，以热带、亚热带及温带地区多见，主要通过粪 - 口途径传播。

○ 主要症状为发热，腹痛腹胀，解果酱色大便或黏液血便，有恶臭。

○ 目前无有效疫苗可预防，可使用甲硝咪唑等药物进行治疗。

传播途径

主要经过粪 - 口途径传播，人进食或饮用被污染的食物或水而感染。

症状表现

肠阿米巴病：潜伏期 1~3 周。

无症状型：常无症状和体征。

普通型：发热，解黏液血便或果酱样便，有腥臭味，伴腹痛腹胀。

重型（暴发型）：畏寒、高热、谵妄、全身衰竭，剧烈腹绞痛，腹泻严重，大便呈稀水样或洗肉水样，伴呕吐。

慢性阿米巴痢疾：病程迁延大于 2 个月或数年。腹泻反复发作，粪便呈糊状，可有少量黏液脓血，有腐臭味。可有贫血、神经衰弱、体重下降。

预防措施

①保持良好日常卫生习惯：勤洗手，用流动清水及洗手液或肥皂洗手；条件受限时，可用免洗手酒精消毒液。

②注意食品安全与饮用水安全：不吃生的或未彻底煮熟的食物，所有食物必须彻底煮熟方可食用。隔夜饭菜应彻底加热方可食用。生的和熟的食物要分开存放，剩饭剩菜要妥善保存。在疫区不要饮用生水，应选择正规瓶装水或彻底煮

沸的水。

③及时就医：一旦出现发热、腹痛腹胀、便血等症状，要立即到附近正规医疗机构就诊；回国后出现任何症状应立即就医，并告知接诊医生发病前在疫区的生活史或旅游史。

特别提醒：受感染患者，应该及时治疗，暂时不要从事与食品有关的工作岗位。

埃博拉出血热

重要信息

○埃博拉出血热（EBOLA VIRUS DISEASE）是由一种埃博拉病毒感染导致的急性出血性传染病。

○刚果（金）、几内亚、利比里亚、尼日利亚、塞拉利昂等多个国家都出现过埃博拉疫情。主要通过埃博拉患者或尸体的体液和被污染的针头等工具传播。

○埃博拉出血热的早期病征与普通感冒相似，晚期可出现全身多部位出血症状。

○目前无有效疫苗和特效治疗药物。

传播途径

埃博拉病毒通过接触患者的血液、体液、排泄物以及其污染的物品传播。医护人员、患者家属或其他密切接触者在治疗、护理患者或处理患者尸体过程中，如果未采取严格的防护措施，极易受到感染。

埃博拉病毒病不会通过饮用水或食物传播。

症状表现

潜伏期：为2～21天，大多数患者在感染8～9天后病情危重。

早期表现：埃博拉出血热的早期病征与普通感冒相似，包括肌肉酸痛、腹部及关节疼痛、发热和头痛。

进展表现：40%～50%患者的出血位置均为穿刺点及黏膜处（如胃肠道、鼻腔、阴道和牙龈），最易被观察到的内部及皮下出血状况为红眼及吐血。病情发展至皮肤时，则很有可能出现淤点、紫斑、淤斑和血肿（尤其常见于针管刺入处）。因多重器官衰竭而丧命，死亡率高达 50%～90%。

预防措施

①保持良好日常卫生习惯：勤洗手，用流动清水及洗手液或肥皂洗手；条件受限时，可用免洗手酒精消毒液。

②避免接触疑似病例或参加当地葬礼：在埃博拉流行地区，避免接触灵长类及其他野生动物，避免接触疑似埃博拉患者；避免直接接触患者或感染动物的血液、体液和排泄物等。避免参加当地葬礼。

③注意食品安全：在埃博拉流行当地食用动物产品前必须彻底煮熟。

④及时就医：旅行中或旅行后发现有发热、极度虚弱、头痛、肌痛、咽痛、结膜充血等症状，应当立即就医，在入境时要向海关主动申报。入境后 3 周内出现上述症状者，应当立即到医院就诊，并向医生说明近期的旅行史，以便及时得到诊断和治疗。

埃里希体病

重要信息

○ 埃里希体病（EHRLICHIOSIS）是一种蜱传疾病，由蜱虫叮咬感染。多发于美国中部以及东部，6～7 月为高发月份。2016 年密苏里州、阿肯色州、纽约以及弗吉尼亚州报道了全美 50% 的埃里希体病病例。

○ 主要症状包括发热、皮疹、头痛及肌肉酸痛。

○ 目前尚无疫苗可预防，药物治疗主要包括多西环素（强力霉素）或其他四环素类药物。

传播途径

携带埃里希体属立克次体的蜱虫通过叮咬人进行感染。

症状表现

潜伏期：7～14 天。

典型表现：发热、皮疹、头痛、疲劳以及肌肉疼痛。

轻症表现：主要有发热、畏寒、头痛、肌肉疼痛、恶心、呕吐、痢疾、思维混乱、结膜充血以及皮疹，这些症状在不同的患者中表现有着较大差异。

重症表现：当患者未能及时治疗或治疗方式不恰当，埃里希体可进而引起患者呼吸困难以及出血症状，严重者将导致死亡。

预防措施

①外出注意避免被蜱虫叮咬：尽量避免进入草地、灌木丛、森林等区域；如需进入时，应穿着紧口、浅色、光滑长袖衣服，扎紧裤脚、袖口和领口，不穿凉鞋；在暴露皮肤及衣服上喷涂驱避剂，选购时要注意看是否含有以下有效成分之一：

○ 避蚊胺 DEET

○ 派卡瑞丁（picaridin）

○ 驱蚊酯 IR3535

○ 柠檬桉油（OLE）

途中经常检查衣服、体表与头发，及时除去身上的蜱虫。具体方法见 1.3.1。

野外露营，将衣服和帐篷等装备用杀虫剂浸泡，如含驱蚊酯、避蚊胺的驱避剂等。

外出后要及时洗澡、换洗衣服，在户外用过的衣物、包裹，使用高温烘干处理 1 小时，以去除残留的蜱虫。

②及时就医：如果发现被蜱虫叮咬出现皮肤红斑、发热、乏力等症状，要立即到附近正规医疗机构就诊。回国后出现任何疑似症状应立即就医，并告知接诊医生发病前在疫区的生活史或旅游史。

艾滋病

重要信息

○ 艾滋病是一种由人类免疫缺陷病毒（HIV）引起的疾

病。全球艾滋病新发感染总数的近 2/3 在非洲。

○ 艾滋病主要通过血液传播、性传播和母婴传播，日常生活接触不会传播艾滋病。蚊子叮咬不会传播艾滋病。

○ 高危行为后 72 小时内服用"暴露后预防用药"可一定程度预防艾滋病，用药越早越好。

○ 目前尚无疫苗可预防，抗病毒药物可控制病毒复制，但尚不可治愈。

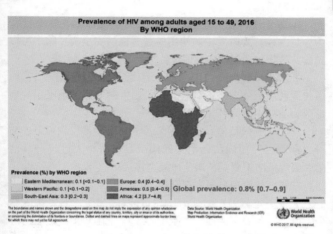

图 3-1　2016 年全球 15～49 岁成年人感染 HIV 患病率情况
（来源：世界卫生组织）

传播途径

①血液传播：与 HIV 感染者共用针头进行静脉注射吸毒、共用剃须刀、牙刷，非法卖血等。

②性传播：与 HIV 感染者进行无保护性交（阴道、肛门性行为风险较高，口交风险较低）。

③母婴传播：感染 HIV 的妇女怀孕和哺乳传染胎儿或孩子。

握手、拥抱、共同进餐、共用马桶、共用游泳池、蚊虫叮咬、咳嗽或打喷嚏等日常生活或工作接触不会感染艾滋病。

41

症状表现

①急性期：感染 HIV 后大概 2～3 周，最长 12 周可能出现类似感冒的症状，如发热、头痛、皮疹、淋巴结肿大等。

②潜伏期：漫长的无症状期，一般是 8～10 年（快则 2 年，慢则 10 年以上），也有人会一直处于潜伏期。

③艾滋病期：随着 HIV 持续侵犯免疫系统导致免疫力低下，会发生多种感染或肿瘤，引发死亡。

预防措施

①防止性传播：遵守性道德，固定性伴侣、安全性行为。每次性行为时要正确使用质量合格的安全套。除了可以预防艾滋病，还能预防其他性传播疾病。

②防止母婴传播：HIV 感染妇女怀孕前要接受医学咨询，通过服药降低体内病毒载量。孩子出生后遵照医嘱服用抗病毒药物治疗，避免母乳喂养。

③防止血液传播：远离毒品；不共用牙具、剃须刀；文身、穿刺时使用确认已消毒的用工具。医护人员进行救治时，要穿戴防护用具，避免血液直接接触。

艾滋病检测和自愿咨询服务

如果高危行为 12 周后 HIV 抗体检测为阴性，可排除感染。可以在各级疾病预防控制中心或具有 HIV 检测资质的医疗机构进行 HIV 初筛检测。全国各省的市、区（县）级疾病预防控制中心或有关医院为市民提供艾滋病自愿咨询免费检测门诊（VCT），个人信息将会得到保密。

也可登录"中国红丝带网"http://www.chain.net.cn/ 了解更多艾滋病防治、国家艾滋病"四免一关怀"相关政策、艾滋病咨询检测等服务信息。

白　喉

重要信息

○ 白喉（DIPHTHERIA）是感染白喉杆菌引起的疾病，

主要感染部位为咽喉部和上呼吸道，并能产生毒素影响其他器官。白喉的病死率为 5%～10%。

○ 历史上白喉在全球各地均有发生。据统计，2011～2015 年印度（18350 例）、印度尼西亚（3203 例）、马达加斯加（1633 例）的发病数全球最多。中国和广东省分别自 2006 年和 2002 年以来无白喉病例报告。

○ 主要症状包括喉咙痛、低热、颈部腺体肿胀等。

○ 百白破疫苗可以预防白喉。由于免疫接种工作的推广，发达国家的白喉发生率较低，发展中国家的白喉发生率亦正逐渐降低。

Immunization coverage with DTP3 vaccines in infants , 2017

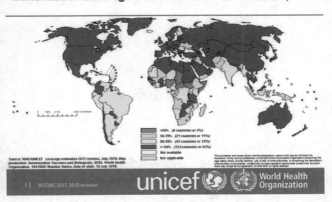

图 3-2　2017 年新生儿百白破疫苗免疫覆盖情况
（来源：世界卫生组织）

传播途径

呼吸道传播：直接接触白喉患者咳嗽和喷嚏的分泌物，或吸入这些雾化分泌物。也可以通过接触感染者破损处流出的体液传播。

症状表现

潜伏期 2～5 天，通常急性发病，主要表现包括咽痛、低热、颈部腺体肿胀；此外，白喉毒素使患者喉咙和扁桃体表面形成一层坏死的组织膜，导致呼吸和吞咽困难。对于严重病例，白喉毒素还可导致心肌炎或周围神经病变。

预防措施

①疫苗接种：疫苗接种是预防白喉的最佳方法。白喉疫苗是一种细菌类毒素疫苗，通常与其他疫苗联合。我国把能预防白喉的百白破疫苗纳入一类疫苗（免费），分别在儿童 3 月龄、4 月龄、5 月龄和 18～24 月龄各接种 1 剂次百白破疫苗；在儿童 6 周岁时接种 1 剂次白破疫苗。

②前往疫区请注意：前往白喉流行国家或地区时，应尽量避免去到人员密集场所。

隔离治疗白喉患者，患者接触过的物品及分泌物，必须煮沸或加倍量的 10% 漂白粉乳剂或 5% 石炭酸溶液浸泡 1 小时。

③及时就医：如出现疑似白喉症状，应主动戴上口罩立即到附近正规医疗机构就诊；回国后出现任何症状应立即就医并告知接诊医生发病前疫区生活史或旅游史。

斑疹伤寒

重要信息

○ 斑疹伤寒（TYPHUS FEVER）是由普氏立克次体或伤寒立克次体引起的疾病，前者引起流行性斑疹伤寒（虱传伤寒），后者引起地方性斑疹伤寒（蚤传伤寒）。在非洲、亚洲和南美洲的高原和寒冷地区呈地方性流行。

○ 主要症状包括皮疹、发热、头痛以及神经症状等。

○ 如未经及时治疗，病死率为 10%～40%，老年人可高达 50%。出现并发症的患者，病死率为 70%。

○ 目前尚无特定疫苗预防斑疹伤寒，0.5% 扑灭司林（Permethrin）粉剂或 25% 的苯甲酸苄酯（benzyl benzoate）溶液可用于治疗。

传播途径

流行性斑疹伤寒通过人的体虱进行传播，地方性斑疹伤寒主要由鼠、蚤进行传播。

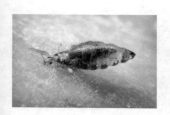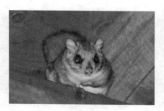

图 3-3 斑疹伤寒传播媒介——虱子、老鼠

症状表现

潜伏期：1～2周，常见 12 天。

典型表现：皮疹是重要体征，于发病后 4～6 天出现，一天内迅速发展至全身。疹呈圆形或卵圆形，初为鲜红色斑丘疹，按之褪色，后转为暗红色或淤点样。皮疹在第 5～7 天消退，淤点样疹可持续 1～2 周，遗有棕黄色斑或有脱屑；地方性斑疹伤寒皮疹消退后一般不留痕迹，且热程较流行性斑疹伤寒短。

轻症表现：主要有发热与畏寒、头痛、呼吸加快、肌肉酸痛、皮疹、咳嗽、恶心、呕吐以及神经症状。

重症表现：可发生血管栓塞、坏疽、急性呼吸窘迫综合征和昏迷等并发症。

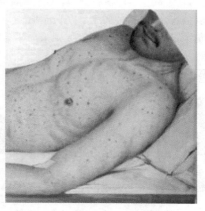

图 3-4 斑疹伤寒症状表现

（来源：维基百科）

预防措施

①避免被虱、蚤或鼠类咬伤：在斑疹伤寒流行地区，避免前往人流密集场所以降低感染风险。

勤洗澡、勤更换衣物（至少每周1次），带虱的衣物在机洗后浸泡于热水中（55℃以上），通过高温晾干。

尽量租住卫生条件好的、最好有空调的宾馆。

②及时就医：一旦出现发热、全身酸痛、皮疹等症状，要立即到附近正规医疗机构就诊，回国后如出现疑似斑疹伤寒的症状，应立即就医并告知接诊医生发病前疫区生活史或旅游史。

布鲁菌病

重要信息

◎ 布鲁菌病（BRUCELLOSIS）是由是布鲁菌引起的人蓄共患病。在欧洲的地中海国家、北非、东非、中东、南亚、中亚、中美、南美等地高发。

◎ 通过直接或间接接触被感染动物或其制品传播。

◎ 主要症状包括发热、多汗、关节痛等。

◎ 目前尚无疫苗可预防，治疗原则采用尽早使用合适的抗生素治疗。

传播途径

  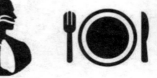

| 皮肤感染传播 | 呼吸道传播 | 食源性传播 |

常见感染途径包括经皮肤切口或擦伤直接感染、经眼结膜感染、吸入有传染性的气溶胶、食用未经消毒的奶及奶制

品。输血、器官移植和性传播较罕见。

症状表现

潜伏期：一般为 2 ~ 3 周。

症状体征：出现数日乃至数周发热，多汗，肌肉和关节酸痛，乏力兼或肝、脾、淋巴结和睾丸肿大等症状及体征。

预防措施

①从业人员做好健康防护措施：处理生的羊、牛、猪肉及动物内脏时，使用的刀具、砧板、盛放的容器等应生熟分开。若手上皮肤有破损，处理生肉类及内脏前应戴上橡胶手套。

②注意食品安全：不饮用未消毒的生鲜奶制品，不购买食用未经检疫的羊牛肉类，不加工处理和食用羊胎盘。

③及时就医：一旦出现发热、多汗、淋巴结肿大等症状，应立即到附近正规医疗机构就医，回国后如出现疑似布鲁菌病的症状，应立即就医并告知接诊医生到往疫区的生活史或旅游史。

大肠埃希菌

重要信息

◌ 这里指致病性大肠埃希菌。大肠埃希菌俗称大肠杆菌（E.coli），肠杆菌科埃希菌属。致病性大肠埃希菌包括产肠毒素大肠埃希菌（ETEC）、肠致病性大肠埃希菌（EPEC）、肠侵袭性大肠埃希菌（EIEC）、肠出血性大肠埃希菌（EHEC）、肠聚集性大肠埃希菌（EAggEC）。主要通过食用受污染食物传播。

◌ 典型症状是急性胃肠炎。

◌ 目前尚无疫苗可预防，治疗首选药物为氯霉素、多黏菌素、庆大霉素，一般采用对症治疗及支持性治疗。

传播途径

致病性大肠杆菌主要通过食源性感染。进食被大肠杆菌污染的食物、喝了未经巴氏消毒的牛奶（生奶）、喝了不干净的水或接触受感染的牛或人就有可能感染患病。

在美国已发生通过食用牛肉（通常是用不适当的方式制作的汉堡）、农产品（包括甜瓜、生菜、凉拌卷心菜、苹果汁和紫花苜蓿秧）和未灭菌牛奶传播所导致的食源性暴发。

高危人群

孕妇、新生儿、儿童、老人以及免疫力低下的人，如癌症患者及HIV感染患者。

症状表现

急性胃肠炎型：潜伏期一般为10~15小时，最短为6小时，最长至72小时。

急性胃肠炎型是ETEC所引起的，是致病性大肠埃希菌食物中毒的典型症状，比较常见。主要表现为腹泻、上腹痛和呕吐。粪便呈水样或米汤样，每日4~5次。部分患者腹痛较为剧烈，可表现为绞痛。吐、泻严重者可出现脱水，乃致循环衰竭。发热，38~40℃，头痛等。病程3~5天。

急性菌痢型：潜伏期48~72天。急性菌痢型是EIEC所引起的，主要表现为血便、脓黏液血便，里急后重、腹痛、发热，部分患者有呕吐。体温一般在38~40℃之间，可持续3~4天。病程1~2周。

出血性肠炎型：潜伏期一般3~4天，短为1天，长至8~10天。

出血性肠炎型主要由O157:H7引起的，主要表现为突发性剧烈腹痛、腹泻，先水样便后血便，甚至全为血水。亦可有低热或不发热，呕吐。严重者可出现溶血性尿综合征（HUS），血小板减少性紫癜等，老人、儿童多见。病程10天左右。病毒率为3%~5%。

预防措施

①保持良好日常卫生习惯：勤洗手，用流动清水及洗手液或肥皂洗手；条件受限时，可用免洗手酒精消毒液。

②注意食品安全与饮用水安全：不吃生的或未彻底煮熟的食物，所有食物必须彻底煮熟方可食用。隔夜饭菜应彻底加热方可食用。生的和熟的食物要分开存放，剩饭剩菜要妥

善保存。在疫区不要饮用生水，应选择正规瓶装水或彻底煮沸的水。

③及时就医：一旦出现腹泻、呕吐、便血等症状，要立即到附近正规医疗机构就诊；回国后出现任何症状应立即就医并告知接诊医生发病前疫区生活史或旅游史。

登革热

重要信息

◌ 登革热（DENGUE FEVER）是由登革病毒引起的急性传染病，主要通过伊蚊叮咬传播。

◌ 主要分布在东南亚、太平洋岛国、中南美洲和非洲的热带及亚热带地区。

◌ 主要症状包括发热、全身乏力、“三痛”（头痛、眼眶痛、全身骨关节肌肉痛）以及全身皮疹等。

◌ 目前尚无特效治疗药物和疫苗。

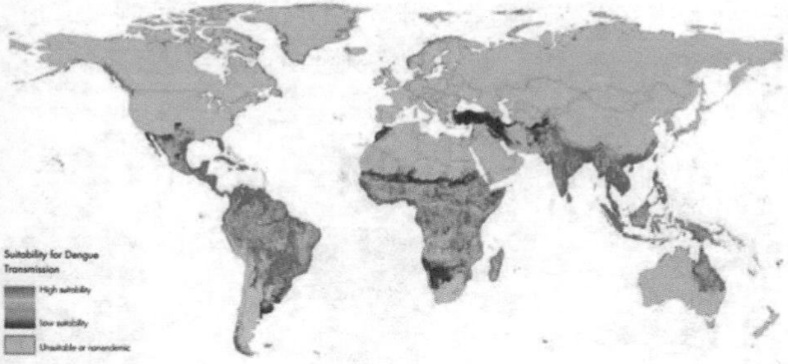
Figure 2. Distribution of global dengue risk (determination of risk status based on combined reports from WHO, the United States Centers for Disease Control and Prevention, Gideon online, ProMED, DengueMap, Eurosurveillance and published literature (Simmons CP et al, 2012).
Suitability for Dengue Transmission

图 3-5　2012 年全球登革热风险分布
（来源：世界卫生组织）

传播途径

主要通过伊蚊叮咬传播，传播媒介主要为埃及伊蚊和白纹伊蚊。

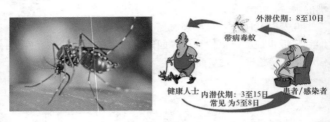

图 3-6　白纹伊蚊及登革热传播途径

症状表现

潜伏期：3~15天，5~8天常见。

轻症表现：大部分病例为轻症，仅有发热，全身酸痛等表现。

典型表现：急性起病，出现发热、明显疲乏、头痛、眼眶痛、全身肌肉痛、骨关节痛等症状。可伴面部、颈部、胸部潮红，结膜充血等症状。这些表现俗称"三红三痛"。3~6天后颜面、躯干、四肢出现充血性皮疹或点状出血疹。

重症表现（登革出血型）：较严重的出血表现，如血尿、消化道、胸腹腔、阴道和颅内等部位出血，发生急性心肌炎、胰腺炎，脑炎或脑病，肝肾功能不全、急性呼吸窘迫综合征等重要器官损害。极少数病例会出现休克甚至死亡。

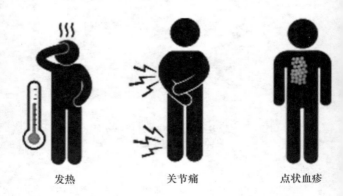

发热　　　　　　关节痛　　　　　　点状血疹

预防措施

①避免蚊虫叮咬：

住所：安装纱门、纱窗，睡觉时使用蚊帐。

户外活动：尽量穿着浅色长袖衣服及长裤，在外露的皮肤及衣服上涂含有避蚊胺成分的蚊虫驱避药物。

②清积水，避免蚊子滋生：定期清理室内外积水容器，室内水生植物定期换水、花盆托盘、储水容器内的积水要定期清理。

③及时就医：一旦出现发热、全身酸痛、皮疹等症状，要立即到附近正规医疗机构就诊。回国后 14 天内如果有任何疑似登革热症状，要立即就医并告知接诊医生发病前疫区生活史。

昏睡病（非洲锥虫病）

重要信息

○ 昏睡病（SLEEPING SICKNESS）是由锥虫引起的疾病，亦称"非洲锥虫病"，主要分布在非洲农村地区，在撒拉哈沙漠以南的非洲地区多发。据世界卫生组织报道，全球每年约报告 1 万例昏睡病病例。

○ 主要通过被舌蝇（也叫采采蝇）叮咬导致感染布氏锥虫感染。

○ 主要症状包括：发热、头痛、乏力、皮疹、肌肉和关节疼痛以及进行性淋巴结肿大，之后可出现头痛、反应迟钝、出现嗜睡，甚至死亡。

○ 目前尚无疫苗可预防，可通过砷化合物作为特效治疗。

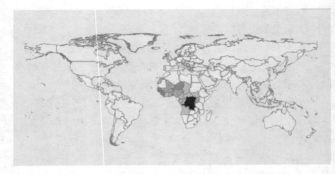

图 3-7　2017 年全球昏睡病风险地区分布
（来源：世界卫生组织）

传播途径

主要通过舌蝇叮咬传播。

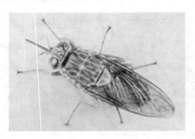

图 3-8　舌蝇
（来源：美国疾病预防控制中心）

症状表现

潜伏期：通常为 2～3 周。

锥虫侵入期：被舌蝇叮咬后 2～3 天，局部可见小丘疹，并迅速增大，周边皮肤有红斑及水肿，质地较硬并有压痛，挤压溢出的水肿液中有时可见锥虫。

锥虫血症期：锥虫经淋巴系统进入血液循环，可出现发热、头痛、乏力、皮疹、肌肉和关节疼痛以及进行性淋巴结肿大。

中枢神经受累期：患者体重明显下降，头痛变为持续性，反应迟钝，出现嗜睡（夜间兴奋，白天嗜睡）。患者性格改变，淡漠、无表情，也可有妄想、狂躁等精神失常的表现。也会出现舌唇颤动、肌肉震颤、步态不稳以及癫痫样抽搐。随着病情进展会出现肌肉强直，嗜睡加重，继之昏睡，甚至昏迷。疾病晚期常伴有厌食，全身瘙痒和重度贫血等症状。

预防措施

①避免舌蝇叮咬

住所：安装纱门、纱窗，如无防护网，最好在夜间关闭门窗；睡觉时尽可能使用蚊帐。旅游尽量租住卫生条件好的、最好有空调的宾馆。

户外活动：在户外时尽可能穿戴浅色长裤长袖，在外露的皮肤及衣服上涂含避蚊胺、驱蚊酯或埃卡瑞丁等蚊虫驱避药物的驱虫剂。

②及时就医：一旦出现发热、全身酸痛、皮疹等症状，要立即到附近正规医疗机构就诊，回国后如出现疑似昏睡病症状，应立即就医并告知接诊医生发病前疫区生活史或旅游史。

结核病

重要信息

○ 结核病（TUBERCULOSIS）是一种由结核分枝杆菌感染引起的疾病，在世界各地均有发生。前往撒哈拉以南非洲地区，东南亚地区以及中南美洲部分地区的出国人员风险较大。

○ 结核分枝杆菌最常攻击肺部，导致肺结核。部分肺结核患者，肺部的结核分枝杆菌在生长过程中可通过血液进入身体的其他部位如肾、脊柱、大脑等，导致肺外结核。如果未经正规治疗，肺结核的死亡风险会上升。

○ 卡介苗可以预防结核性脑膜炎和粟粒性肺结核。

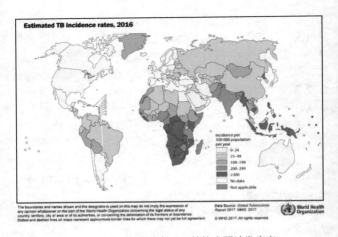

图 3-9 2016 年全球各地区结核病预计发病率
（来源：世界卫生组织）

传播途径

呼吸道传播：结核病患者咳嗽、交谈、唱歌的时候，有可能会把结核杆菌排放到空气中。免疫力低下者吸入后容易导致感染。

接触结核患者衣物、握手，或公用马桶座、餐具、亲吻等行为并不会感染结核病。

症状表现

典型症状：严重咳嗽（持续 3 周及以上）、胸痛、咯血 / 咳痰，其他症状包括虚弱、疲乏、体重减少、食欲减退、寒战、发热、夜汗。

其他部位结核病的表现主要依据受累部位不同而不同。

预防措施

①疫苗接种：卡介苗在我国是计划免疫的一类疫苗（免费），在新生儿出生时会接种以预防结核病。医护人员或其他高暴露风险人群若想接种，应咨询预防接种医生。

②保持良好日常卫生习惯

◇ 打喷嚏和咳嗽时用纸巾或手帕遮掩口鼻，并在使用后包好并丢弃到垃圾桶。

54

◎勤洗手，用流动清水及洗手液或肥皂洗手；条件受限时，可用免洗手酒精消毒液。

◎不要随地吐痰。

③佩戴口罩：到往人流密集的区域或需要接触结核病患者的地方，应做好个人防护措施，正确佩戴口罩，并做好个人健康监测。

④及时就医：如果怀疑自己感染结核病或出现疑似症状，请尽快到正规医疗机构就诊。回国后出现任何疑似症状应立即就医，并告知接诊医生发病前在疫区的生活史或旅游史。

我国肺结核有关免费政策

在县（区）级结防机构检查和治疗肺结核，可享受国家有关免费政策。县（区）级结核病防治机构为第一次检查的肺结核疑似病例免费提供痰涂片和X线胸片检查，为活动性肺结核患者提供抗结核药物、治疗期间的痰涂片检查及治疗结束后的X线胸片检查。

钩端螺旋体病

重要信息

◎钩端螺旋体病（LEPTOSPIROSIS）是由钩端螺旋体所致的急性传染病，全球均出现过流行，在东南亚地区尤为严重。

◎主要通过接触鼠类和猪的尿液或组织传播。

◎主要症状包括：骤起发热、头痛、肌痛、发冷、咳嗽、胸痛、颈硬等。

◎目前使用抗菌治疗和支持疗法，尚无疫苗可以预防。

传播途径

主要通过与受感染的猪和老鼠接触感染，钩端螺旋体自皮肤、黏膜等途径侵入人体，在血液中迅速生长繁殖。

症状表现

钩端螺旋体病的临床症状是极复杂多样的，钩端螺旋体侵犯不同的脏器，所以会出现不同症状如肝炎、肾炎、脑膜炎、肺炎、出血等。

潜伏期：本病的潜伏期多为 5～10 天。潜伏期最短 1 天，最长可达 35 天。

典型表现：多数病例为突然发病，特征为骤起发热、头痛、肌痛、发冷、咳嗽、胸痛、颈硬等。约 10% 病例出现黄疸、出血、肾衰竭及神经功能失常。体征有发热 38～40℃、结膜溢血、肝肿大、脾肿大、弥漫性腹部压痛、肌肉压痛、脑膜病征（12%～40%）以及躯干斑性、荨麻疹性或紫癜性皮疹等。

钩端螺旋体病的临床症状极其悬殊，轻者可无任何症状或仅有类似上呼吸道感染的症状，重者可出现肝、肾衰竭、肺大出血甚至死亡。

预防措施

①避免接触可疑动物：避免接触老鼠和猪的尿液或组织。

②涉水前要注意：不要在野外不明水体里游泳或涉水，发生洪涝灾害时避免游泳，这些水体可能含有受感染动物尿液；避免饮用野外湖水、河水。如确有需要涉水（野外湖水、河水，洪水），应穿戴防护衣物，如长袖衣、长裤，并扎好袖口裤口，穿上水鞋或其他保护装备，减少感染机会。如被水体接触皮肤，应尽快用清水清洗干净。

③及时就医：如出现疑似钩端螺旋体病症状，应立即到正规医疗机构就医。回国后出现任何疑似症状应立即就医，并告知接诊医生发病前在疫区的生活史或旅游史。

黄热病

重要信息

○ 黄热病（YELLOW FEVER）是由黄热病毒感染引起的蚊媒传染病，通过伊蚊叮咬传播。主要在非洲以及中美洲和南美洲的热带地区流行。

◌ 主要症状包括发热、头痛、黄疸、肌肉疼痛、恶心、呕吐和乏力等。

◌ 可通过接种黄热病疫苗预防，目前尚无特效抗病毒药物。

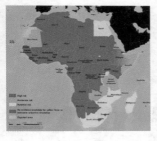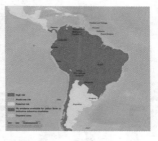

图 3-10　非洲地区及拉丁美洲与加勒比地区黄热病风险分布
（来源：世界卫生组织）

传播途径

传染源为患者、隐性感染者和受感染的猴及其他灵长类，主要通过伊蚊叮咬传播。

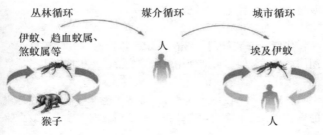

图 3-11　黄热病传播途径

症状表现

潜伏期：3～6 天。

轻症表现：轻症者发热，头痛，肌肉痛的症状较轻微，3～5 天可自愈。

典型表现：急性起病，寒战、发热，可达 39～40℃，相对缓脉、剧烈头痛、背痛、全身肌肉痛，恶心、呕吐，结膜和面部充血，鼻出血，可有蛋白尿，症状持续 3~5 天后体温下降，头痛消失，全身基本状况改善。

重症表现：小部分患者最初症状恢复后 24 小时内体温再次升高，全身症状重新出现，频繁呕吐、上腹痛，出现黄疸并逐渐加深。出血表现为淤点、淤斑、鼻出血、黏膜广泛出血，甚至腔道大出血。肾功能异常，尿量减少，蛋白尿，心脏损害，脑水肿，高血压，心动过速，休克，20%~50%的患者会在 7~10 天内死亡。

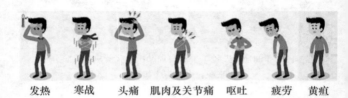

发热　寒战　头痛　肌肉及关节痛　呕吐　疲劳　黄疸

预防措施

①接种疫苗：世界卫生组织已对到往部分国家的黄热病疫苗接种提出建议，详见本书附录 3《全球黄热病传播风险及要求疫苗接种国家一览》。

②避免蚊虫叮咬

住所：安装纱门、纱窗，如无防护网，最好在夜间关闭门窗；睡觉时尽可能使用蚊帐。旅游尽量租住卫生条件好的、最好有空调的宾馆。

户外活动：在户外时尽可能穿戴浅色长裤长袖，在外露的皮肤及衣服上涂上含避蚊胺、驱蚊酯或埃卡瑞丁等蚊虫驱避药物的驱虫剂。

避免在流行期去疫区，特别是孕妇。

③清积水，避免蚊子滋生：定期清理室内外积水容器，水生植物定期换水、花盆托盘定期清理。

④及时就医：一旦出现发热、头痛、黄疸等症状，应立即到附近正规医疗机构就医，回国后如出现黄热病疑似症状，应立即就医并告知接诊医生疫区生活史或旅游史。

蛔虫病

重要信息

○ 蛔虫病（ASCARIASIS）是由感染性蛔虫卵所致的疾病。主要分布在农村地区，与当地粪便污染地面和卫生水平低等因素有关。

○ 蛔虫病主要由食源性途径引起，生食受蛔虫卵污染的青菜水果类食物会造成感染。

○ 大多数病例无明显症状，常见症状包括腹痛，腹胀和食欲不振。

○ 目前可服用驱虫药物治疗，尚无疫苗可预防。

传播途径

主要通过食用受蛔虫卵污染的青菜水果类食物感染。蛔虫病患者或者动物的粪便可以污染植物性食物，进食后也可感染。

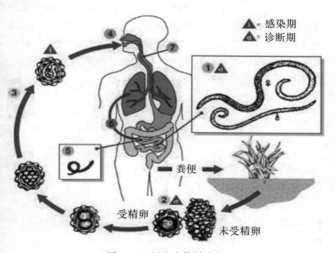

图 3-12　蛔虫病传播途径

症状表现

潜伏期：通常为 1 ~ 2 个月。

症状表现

①幼虫移行期。蛔蚴在寄生宿主体内移行时引起发热、全身不适。抵达肺后引起咳嗽、哮喘、痰中带血丝等症状，重者可有胸痛、呼吸困难和发绀。

②肠蛔虫症。症状有脐周疼痛、食欲不振、腹泻、便秘、荨麻疹等，重者出现营养不良。一旦寄生环境发生变化如高热时，蛔虫可在肠腔内扭结成团，阻塞肠腔而形成蛔虫性肠梗阻，患者出现剧烈的阵发性腹部绞痛，以脐部为甚，伴有恶心、呕吐，并可吐出蛔虫。

③异位蛔虫症。蛔虫有钻孔的习性，肠道寄生环境改变时可离开肠道进入其他带孔的脏器，引起异位蛔虫症，常见有蛔虫钻进胆道、胰管引起的右上腹偏中有剧烈阵发性绞痛。

预防措施

①保持良好日常卫生习惯：勤洗手，经常用流动清水及洗手液或肥皂洗手；条件受限时，可用免洗手酒精消毒液。

②注意食品安全与饮用水安全：不吃生的或未彻底煮熟的食物，所有食物必须彻底煮熟方可食用。隔夜饭菜应彻底加热方可食用。生的和熟的食物要分开存放，剩饭剩菜要妥善保存。在疫区不要饮用生水，应选择正规瓶装水或彻底煮沸的水；不吃未洗净或削皮的瓜果蔬菜。

霍　乱

重要信息

○ 霍乱（CHOLERA）是由霍乱弧菌引起的肠道传染病，主要分布在沿江沿海地区，涉及五大洲 100 多个国家地区。

○ 主要通过胃肠道传播，多为水源性传播。

○ 霍乱具有 3 期病程：泻吐期（剧烈腹泻、后呕吐），脱水期（脱水、电解质紊乱），恢复期。

◎ 霍乱治疗主要以补液、对症支持治疗为主，进入疫区的易感人群推荐接种霍乱疫苗。

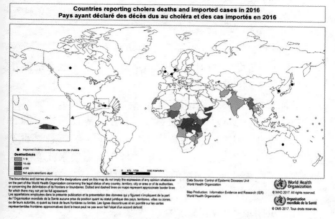

图 3-13　2016 年全球霍乱死亡及报告病例分布
（来源：世界卫生组织）

传播途径

主要通过胃肠道传播，患者及带菌者的排泄物污染水源后可引起霍乱暴发流行，饮水是最主要的感染途径。

症状表现

潜伏期：数小时至 7 天，以 1～2 天最常见。多为突然发病。

轻型：起病慢，腹泻每日不超过 10 次，稀便或稀水样便，不伴呕吐，持续腹泻 3～5 天后恢复。

中型：剧烈腹泻后呕吐，呕吐多为喷射状，腹泻每日10～20 次，为水样或"米泔水"样便，有明显脱水征象。轻度脱水可见皮肤黏膜干燥、弹性略差；中度脱水可见眼窝凹陷，声音嘶哑，尿量减少、血压降低；重度脱水可见眼窝下陷，两颊深凹，神志淡漠不清的"霍乱面容"。有血压下降和尿量减少。

重型：腹泻超过 20 次 / 天，极度软弱或神志不清，伴有严重脱水，脉搏细速，血压极低、尿量少或无尿。

预防措施

①保持良好日常卫生习惯

勤洗手，经常用流动清水及洗手液或肥皂洗手；条件受限时，可用免洗手酒精消毒液。

住所：安装纱门、纱窗，如无防护网，最好在夜间关闭门窗；睡觉时尽可能使用蚊帐。旅游尽量租住卫生条件好的、最好有空调的宾馆。

②注意食品安全与饮用水安全：不吃生的或未彻底煮熟的食物，所有食物必须彻底煮熟方可食用。隔夜饭菜应彻底加热方可食用。生的和熟的食物要分开存放，剩饭剩菜要妥善保存。在疫区不要饮用生水，应选择正规瓶装水或彻底煮沸的水；不吃未洗净或削皮的瓜果蔬菜。

③接种疫苗：世界卫生组织给出旅游者霍乱疫苗接种建议，详细见附录 4《霍乱疫苗接种建议》。

④及时就医：一旦出现剧烈腹泻、呕吐等症状，应立即到当地正规医疗机构就诊。回国后如果出现疑似霍乱症状，应立即就医并如实告知接诊医生近期疫区生活史或旅游史。

基孔肯雅热

重要信息

○ 基孔肯雅热（CHIKUNGUNYA）是由基孔肯雅病毒感染引起的急性蚊媒传染病，通过伊蚊叮咬传播。

○ 主要分布在非洲、亚洲、印度次大陆以及美洲的一些国家和地区。

○ 主要表现为发热，关节痛，皮疹，肌肉疼痛、头痛、恶心、疲劳等。

○ 目前尚无特效治疗药物或疫苗。

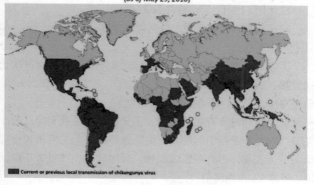

図 3-14　全球基孔肯雅热报告病例分布
（来源：美国疾病预防控制中心，更新时间：2018 年 5 月 29 日）

传播途径

基孔肯雅热主要通过伊蚊叮咬传播。患者在出现症状后 1~5 天内就可具有传染性。

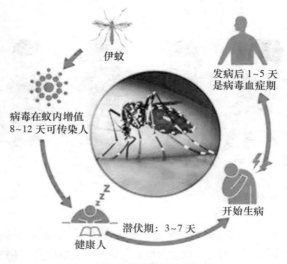

图 3-15　基孔肯雅热传播途径

症状表现

潜伏期：1 ~ 12 天，通常为 3 ~ 7 天。

轻症表现：症状轻微，低热伴关节痛、皮疹等。

典型表现：

①急起高热，可达 39℃以上，部分患者退热后再次出现发热，表现为双峰热，持续 3 ~ 5 天，常伴有寒战、头痛、肌肉疼痛，畏光，恶心、呕吐等症状。

②发热同时伴有关节疼痛，主要表现为手腕和踝趾等小关节、腕关节受压引起剧烈疼痛。急性期多个关节出现疼痛或关节炎表现，可有肿胀或僵硬，晨间较重，严重者不能活动，通常 1 ~ 3 周缓解。

③发病后 2 ~ 5 天，在躯干、四肢伸侧、手掌和足底出现红色斑丘疹或紫癜，疹间皮肤多正常，部分伴有瘙痒感，数天后消退，可伴脱屑。

重症表现：表现为持续长时间的严重关节痛和疲劳，可持续数月甚至数年。少数重症者出现神经炎、肢体瘫痪、急性心肌炎、休克等。

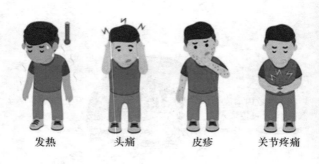

发热　　　　头痛　　　　皮疹　　　　关节疼痛

预防措施

①避免蚊虫叮咬

住所：安装纱门、纱窗，如无防护网，最好在夜间关闭门窗；睡觉时尽可能使用蚊帐。旅游尽量租住卫生条件好的、最好有空调的宾馆。

户外活动：在户外时尽可能穿戴浅色长裤长袖，在外露的皮肤及衣服上涂含避蚊胺、驱蚊酯或埃卡瑞丁等蚊虫驱避药物的驱虫剂。

避免在流行期去疫区，特别是孕妇。

②清积水，避免蚊子滋生：定期清理室内外积水容器，水生植物定期换水、花盆托盘定期清理。

③及时就医：一旦出现发热、全身酸痛、皮疹等症状，应立即到当地正规医疗机构就诊。回国后如果出现疑似基孔肯雅热症状，应立即就医并如实告知接诊医生近期疫区生活史或旅游史。

脊髓灰质炎

重要信息

○ 脊髓灰质炎（POLIOMYELITIS）俗称小儿麻痹症，是由脊髓灰质炎病毒引起的急性传染病，患者多为 1～5 岁儿童，病毒主要侵犯中枢神经系统的运动神经细胞。

○ 有赖于疫苗的普及，脊髓灰质炎已从全世界大多数国家消失。2017 年全球野生型脊髓灰质炎的报告病例为 22 例，集中在阿富汗和巴基斯坦；循环衍生型疫苗脊髓灰质炎为 91 例，集中在刚果和叙利亚。

○ 主要症状包括发热、咽喉疼痛、无菌性脑膜炎以及全身感觉敏感或异常。

○ 接种脊灰疫苗可有效预防脊髓灰质炎，目前尚无特效药治疗。

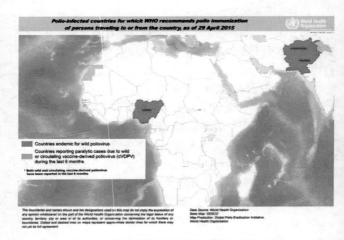

图 3-16　脊髓灰质炎病例报告及世界卫生组织
推荐接种脊灰疫苗的国家和地区
（来源：世界卫生组织，更新时期：2015 年 4 月 29 日）

传播途径

脊髓灰质炎病毒主要通过粪 – 口途径传播。

症状表现

潜伏期：7～21 天。

典型表现：发热、咽喉疼痛、无菌性脑膜炎以及全身感觉敏感或异常，每 200 例感染病例中会有 1 例出现不可逆转的瘫痪（通常是腿部）。

轻症表现：发热、疲乏、头痛、呕吐、颈部僵硬以及四肢疼痛。

重症表现：起病后 1～18 天出现浅反射消失、腱反射减弱、不对称肌群无力或弛缓性瘫痪，继而发热加重。而退热后瘫痪不再进展，并在 1～2 周后瘫痪从肢体远端开始恢复。根据病变部位可分为脊髓型、延髓型、脑型以及混合型。部分感染严重者受累肌肉出现萎缩，神经功能不能恢复，造成受累肢体畸形。同时在瘫痪病例中，5%～10% 的患者因呼吸肌麻痹而死亡。

预防措施

①接种疫苗：接种脊灰疫苗可获得终身免疫。在我国，脊灰疫苗属于一类疫苗（免费疫苗），推荐适龄儿童需接种4剂次脊灰疫苗，其中2月龄接种1剂灭活脊灰疫苗（IPV），3月龄、4月龄、4周岁各接种1剂脊灰减毒活疫苗（OPV）。

②及时就医：如从未接种脊灰疫苗，尽量避免前往脊灰流行国家或地区。如在当地出现脊灰相关症状，应立即到附近正规医疗机构就诊。

甲型肝炎

重要信息

○ 甲型肝炎（甲肝）（HEPATITIS A）是由甲型肝炎病毒（HAV）引起的疾病，主要通过被污染的水和食物传播。据世界卫生组织报道，甲肝在一些卫生设施贫乏和卫生条件较差的发展中国家高发。

○ 感染甲肝病毒通常引起急性肝炎，包括发热、呕吐、腹痛等症状，一般病程较短，具有自限性。

○ 一般来说，感染过甲肝病毒痊愈后，能获得终身免疫，不会再次感染。

○ 甲肝有疫苗可预防，目前尚无特效治疗药物。

传播途径

①食物传播：甲肝病毒可污染如牡蛎、毛蚶、蛤类、蟹等水产品。生吃被病毒污染的蔬菜、水果或用被病毒污染的水清洗生食的菜肴等，均可引起甲肝传播。

②水传播：在粪便和水源管理较差的地方，尤其是水灾过后，粪便溢出粪池污染水源，容易引起甲肝传播。

③日常生活接触传播：在卫生条件差、居住拥挤的地方，通过患者或隐性感染者被粪便污染的手、用具、餐具、玩具、衣服等，可直接和间接经口传播。

④其他途径：苍蝇、蟑螂可携带被病毒污染的食物引起传播。

症状表现

发热、食欲不振、恶心和呕吐、腹部不适、深色尿和黄疸（皮肤和眼白发黄）等症状。

儿童通常症状不明显，成人和老人感染后症状较重。

甲肝检查

甲肝可通过抽血检测诊断，如患者血清抗 -HAV IgM 阳性或抗 -HAV IgG 双份血清呈 4 倍升高，可确诊甲肝。

预防措施

①保持良好日常卫生习惯：勤洗手，经常用流动清水及洗手液或肥皂洗手；条件受限时，可用免洗手酒精消毒液。

②注意食品安全与饮用水安全：不吃生的或未彻底煮熟的食物，所有食物必须彻底煮熟方可食用。隔夜饭菜应彻底加热方可食用。生的和熟的食物要分开存放，剩饭剩菜要妥善保存。在疫区不要饮用生水，应选择正规瓶装水或彻底煮沸的水；不吃未洗净或削皮的瓜果蔬菜。

③疫苗接种：

主动免疫：甲肝减毒活疫苗属一类疫苗（免费），18 月龄婴儿接种 1 剂次。

被动免疫：人免疫球蛋白主要用于暴露后应急预防，暴露前接种效果好，最迟接种时间不应超过暴露后 2 周。该疫苗在我国属于二类疫苗，按照"知情、自愿、自费"原则接种，如有需要可咨询当地疫苗接种门诊 / 机构。

特别提醒：洪涝灾害过后，由于多地水源被污染、环境脏乱导致苍蝇大量繁殖，特别容易发生甲肝传播。因此，特别提醒洪涝灾害后要做好防蝇措施，不要吃被洪水浸泡过的食物，及时安全处理排泄物，并教育儿童不要随地大小便。

狂犬病

重要信息

○ 狂犬病（RABIES）是因被病兽咬伤而感染狂犬病毒所致的急性传染病，通过携带狂犬病病毒的狗（疯狗）、猫等动物传播。

○ 主要表现为低热、食欲不振、恶心到恐惧不安，对声、光、风、痛等较敏感，因此又称"恐水症"。狂犬病一旦发作几乎 100% 死亡。

○ 注射狂犬疫苗是预防狂犬病的重要方法。暴露后尽早处理是预防狂犬病的关键。

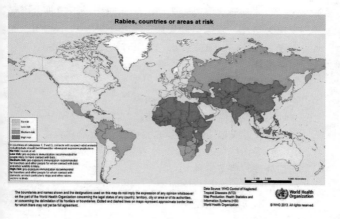

图 3-17 2013 年全球狂犬病风险国家及地区一览
（来源：世界卫生组织）

传播途径

感染狂犬病毒的狗（99% 人间狂犬病是狗引起）或猫，另外，狼、豺、鼬獾、貉、臭鼬、浣熊、猫鼬和蝙蝠等动物都可携带狂犬病毒。人被患病动物咬伤后，动物唾液中的病毒通过伤口、黏膜进入人体而引发疾病，少数患者也可因眼结膜被病兽唾液污染而患病。

禽类、鱼类、昆虫、蜥蜴、龟和蛇不会传播狂犬病，另外，啮齿类（尤其小型啮齿类，如小鼠、大鼠、豚鼠、沙鼠、仓鼠）和兔形目（包括家兔和野兔）从未发现导致人间狂犬病的证据。

症状表现

潜伏期：多数在3个月以内。

前驱期或侵袭期：感染早期大多数患者有低热、食欲不振、恶心、头痛、倦怠、全身不适等，酷似感冒；继而出现恐惧不安，对声、光、风、痛等较敏感，并有喉咙紧缩感。

兴奋期：患者逐渐进入高度兴奋状态，突出表现为极度恐怖、恐水、怕风、发作性痉挛、呼吸困难、排尿排便困难及多汗流涎等，一般持续1～3日。

麻痹期：痉挛停止，患者逐渐安静，但出现弛缓性瘫痪，尤以肢体软瘫为多见。眼肌、颜面肌肉及咀嚼肌也可受累，表现为斜视、眼球运动失调、下颌下坠、口不能闭、面部缺少表情的等，一般持续6～18小时，死亡率极高。

预防措施

①远离可疑动物

○不要尝试分开正在打斗的动物。

○远离表现奇怪或生病的动物。

○不要接近或与任何野生动物玩耍，不要喂食野生动物。

②一旦受伤尽快处理。

伤口处理与疫苗接种

处理措施要视咬伤程度而定。

Ⅰ级：有接触，未受伤。

有以下情况之一：

①接触、喂养动物。

②完好的皮肤被动物舔。

处理措施：安全，不需要进行处理。

Ⅱ级：受伤了，没有出血。

有以下情况之一：

①裸露的皮肤被轻咬。

②无出血的轻微抓伤或擦伤。

处理措施：立即处理伤口并接种狂犬病疫苗。

特别提醒：确认为Ⅱ级暴露且免疫力较低，或者Ⅱ级暴露位于头面部时，按照Ⅲ级暴露处置。

Ⅲ级：出血损伤，或黏膜接触。

有以下情况之一：

①单处或多处贯穿性（肉眼可见出血）皮肤咬伤或抓伤。

②破损皮肤被舔。

③黏膜被动物体液污染，常见情况包括：与家养动物亲吻、小孩大便时肛门被舔以及其他黏膜被动物唾液、血液及其他分泌物污染。

处理措施

①立即处理伤口：必须做到彻底、足够时间。

②注射狂犬病被动免疫制剂。

③注射狂犬疫苗。

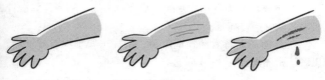

图3-18　Ⅰ级、Ⅱ级及Ⅲ级伤口暴露示例

处理伤口的正确步骤

①被动物咬伤或抓伤后，应立即挤压伤口排出淤血，但绝不能用嘴吸。

用一定压力的流动清水（如自来水）冲洗伤口以及肥皂水或其他弱碱性清洁剂冲洗伤口，至少15分钟。

②冲洗后用70%的酒精擦洗及浓碘酒反复涂抹。

③伤口一般不予缝合或包扎，不涂软膏或粉剂等不利于伤口排毒的药品。如伤口创面大且深，立即到正规医院进行处理。

④接种狂犬病疫苗：被猫狗咬受伤后接种狂犬疫苗对防止狂犬病发病有重要作用，严重者还需注射狂犬病被动免疫制剂。狂犬疫苗在我国属于二类疫苗，按照"知情、自愿、

自费"的原则接种。有需要接种请咨询当地犬伤处理门诊。

如在国外期间被动物咬伤，应立即到正规医疗机构（医院或诊所）处理。

我国狂犬疫苗接种程序

①五针法：在第 0、3、7、14、28 天接种。

②四针法（2-1-1）：在第 0、7、21 天接种。

拉沙热

重要信息

○ 拉沙热（LASSA FEVER）是由拉沙病毒感染引起一种急性出血性传染病。

○ 主要分布在几内亚、利比里亚、塞拉利昂和尼日利亚等西非国家。

○ 主要症状为发热、寒战、咽炎、头痛，咽痛，弥漫性肌痛、胸骨后疼痛等。

○ 目前尚无特效药物或疫苗，治疗主要采取对症处理，患者严密隔离至少 3~4 周。

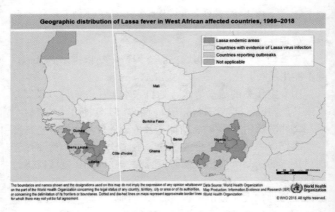

图 3-19　西非地区拉沙热流行分布
（来源：世界卫生组织）

传播途径

人通过接触受感染鼠类等动物或其排泄物，接触患者的血液、尿、粪便或其他身体分泌物，以及通过污染的针头等感染。

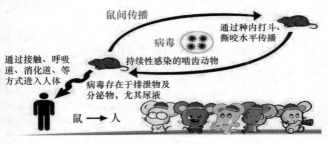

图 3-20　拉沙热传播途径

症状表现

潜伏期：6～21 天，平均 10 天。

轻型表现：感染初期约 80% 的人无明显临床症状或症状轻微，仅轻微发热、乏力等。

典型表现

①起病较慢，发热，寒战，头痛，咽痛；弥漫性肌痛，胸骨后疼痛，肝区触痛明显；咳嗽，面颈部肿胀，胸腔积液；口、鼻、胃肠道、阴道出血，蛋白尿等。

②少数病例病程第 2 周在面、颈、躯干和臀部出现微小的斑丘疹。发热一般持续 7～17 天，第 2～4 周开始恢复，多数患者周身虚弱乏力并持续数周。

重症表现：出现脑膜脑炎，表现为震颤、肌阵挛性抽搐、癫痫样发作、定向力障碍、痴呆、嗜睡、昏迷、多脏器功能障碍、衰竭。重症儿童病例会出现全身严重水肿、口唇起泡、腹胀和出血等。部分重症患者恢复后出现神经精神系统后遗症，如听觉异常、幻觉、痴呆、躁狂、抑郁等。

发热　呕吐，有时带血　腹泻，有时有血便　出血　肌肉或关节疼痛　皮疹

预防措施

①避免与鼠类接触：前往流行地区应特别注意避免与鼠类接触，防止鼠类进入家中，避免接触鼠类污染的食物和物品，注意做好食品卫生、食具消毒和食物保藏等工作。

尽量租住卫生条件好的、最好有空调的宾馆。

②避免接触疑似病例：避免接触疑似拉沙热患者的排泄物、分泌物、血和患者接触过的所有物品以及血液检查用的试验器械、可疑污染场所。

③及时就医：如果出现任何疑似拉沙热症状，应立即到当地正规医疗就医。回国后出现任何疑似症状应立即就医，并告知接诊医生发病前在疫区的生活史或旅游史。

莱姆病

重要信息

○ 莱姆病（LYME DISEASE）由螺旋体引起的经蜱传播的自然疫源性疾病，通过蜱虫叮咬传播。

○ 全球多个国家有病例报告，感染主要发生在夏季。

○ 主要症状以慢性游走性红斑为特征，同时会出现发热、疲乏、头痛等全身症状以及关节、心脏和神经系统等受损表现，持续数月至数年。

○ 目前无疫苗可预防，多西环素（强力霉素）及阿莫西林可用于治疗莱姆病。

传播途径

由受感染的蜱虫叮咬传播。未吸血的蜱虫大约芝麻大小，吸血后可涨到黄豆大小。

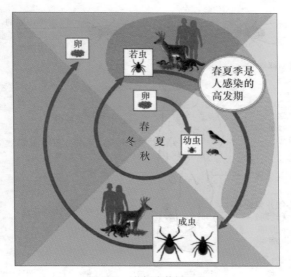

图 3-21　莱姆病传播途径

症状表现

潜伏期：3 ~ 32 天，平均 7 ~ 10 天。

症状表现：早期以慢性游走性红斑（叮咬处皮肤出现不痛不痒红斑，呈靶心样，直径 5 ~ 7 厘米，消失后可以在身体其他部位出现）为特征，同时出现发热热、多汗、疲乏、无力、头痛、颈强直以及肌肉、骨和关节疼痛等症状；后期则出现关节、心脏和神经系统等受损表现。患病后如不及时治疗，可致永久性残疾。

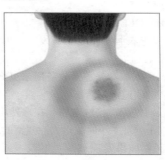

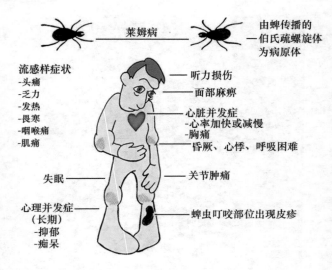

图 3-22　莱姆病主要症状与被咬后皮肤靶心样红斑示例

预防措施

①外出注意避免被蜱虫叮咬：尽量避免进入草地、灌木丛、森林等区域；如需进入时，应穿着紧口、浅色、光滑长袖衣服，扎紧裤脚、袖口和领口，不穿凉鞋；在暴露皮肤及衣服上喷涂驱避剂，选购时要注意看是否含有以下有效成分之一：

　　○ 避蚊胺 DEET
　　○ 派卡瑞丁（picaridin）
　　○ 驱蚊酯 IR3535
　　○ 柠檬桉油（OLE）

途中经常检查衣服、体表与头发，及时除去身上的蜱虫。具体方法见 1.3.1。

野外露营，将衣服和帐篷等装备用杀虫剂浸泡，如氯菊酯、含避避蚊胺的驱避剂等。

外出后要及时洗澡、换洗衣服，在户外用过的衣物、包裹，使用高温烘干处理 1 小时，以去除残留的蜱虫。

②及时就医：如果发现被蜱虫叮咬，或者出现皮肤红

斑、发热、乏力等症状，要立即到附近正规医疗机构就诊。回国后出现任何可疑症状应立即就医，并告知接诊医生发病前在疫区的生活史或旅游史。

立克次体病

重要信息

○ 立克次体病（RICKETTSIOSIS）是由立克次体所引起的多种急性感染的统称，呈世界性或地方性流行，症状表现轻重不一。美国犬蜱、落基山林蜱以及美洲花蜱常见于北美地区并引起落基山斑疹热。卡延花蜱在南美洲引起斑疹热。希伯来花蜱或彩饰花蜱则与南非的斑疹热发生高度相关。

○ 主要症状包括发热、头痛和皮疹。

○ 目前尚无疫苗预防。治疗立克次体病首选多西环素，部分患者由于抗生素过敏等因素也可使用氯霉素。

传播途径

传播媒介主要为节肢动物如蜱、虱、蚤、螨等，也可因家畜如猫、犬等抓、咬而感染。

症状表现

潜伏期：4~10天。

典型表现：发热、头痛和皮疹。

轻症表现：发热、头痛和皮疹在发病过程中一直存在，根据病原体特性还可表现出叮咬处焦痂、淋巴结病、肌肉疼痛、关节痛、呕吐、肝炎、心血管系统症状以及中枢神经系统症状。

重症表现：当患者未能及时治疗或治疗方式不恰当，立克次体病程加重可导致呼吸窘迫以及其他器官组织损伤，严重者将导致死亡。

预防措施

①避免被蜱虫或其他媒介叮咬：外出时尽量避免被蜱

虫、跳蚤等昆虫叮咬。尽量避免进入草地、灌木丛、森林等区域；如需进入时，应穿着紧口、浅色、光滑长袖衣服，扎紧裤脚、袖口和领口，不穿凉鞋；在暴露皮肤及衣服上喷涂驱避剂，选购时要注意看是否含有以下有效成分之一：

○ 避蚊胺 DEET

○ 派卡瑞丁（picaridin）

○ 驱蚊酯 IR3535

○ 柠檬桉油（OLE）

途中经常检查衣服、体表与头发，及时除去身上的蜱虫。具体方法见 1.3.1。

野外露营，将衣服和帐篷等装备用杀虫剂浸泡，如氯菊酯、含避蚊胺的驱避剂等。

外出后要及时洗澡、换洗衣服，在户外用过的衣物、包裹，使用高温烘干处理 1 小时，以去除残留的蜱虫。

②及时就医：若被蜱虫、体虱等叮咬或近期有野营丛林经历并出现发热、皮疹以及其他相关症状，应立即到附近正规医疗机构就诊，回国后出现任何疑似症状应立即就医，并告知接诊医生发病前在疫区的生活史或旅游史。

黑热病（利什曼病）

重要信息

○ 黑热病（LEISHMANIASIS）是由杜氏利什曼原虫引起的疾病，通过白蛉叮咬传播。世界卫生组织估计，每年有 70 万 ~ 100 万的新发病例以及 20 万 ~ 30 万的死亡病例。该病主要在非洲地区流行，巴西、伊拉克、索马里、苏丹等地区也呈高流行。

○ 主要症状包括：发热、脾、肝及淋巴结肿大，贫血及营养不良，结节、丘疹和红斑。

○ 目前尚无疫苗可预防，特异性治疗一般使用锑剂。

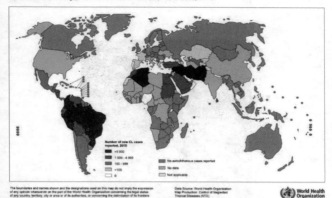

Status of endemicity of cutaneous leishmaniasis worldwide, 2015

图 3-23　2015 年全球皮肤利什曼病区域分布
（来源：世界卫生组织）

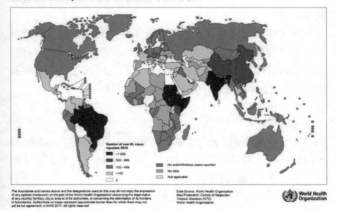

Status of endemicity of visceral leishmaniasis worldwide, 2015

图 3-24　2015 年全球内脏利什曼病区域分布
（来源：世界卫生组织）

传播途径

主要通过白蛉叮咬传播，当受染白蛉叮咬人时，将前鞭毛体注入皮下组织，杜氏利什曼原虫繁殖、增生，随血流至全身，以肝、脾、骨髓、淋巴结的损害为主。一般不会人－人传播。

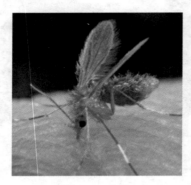

图 3-25　白蛉

症状表现

潜伏期：一般为 3～6 个月，最短仅 10 天左右，最长可达 9 年之久。

典型症状表现：发病多缓慢，不规则发热，脾、肝及淋巴结肿大脾明显肿大，在病程晚期可出现贫血及营养不良，包括精神萎靡、头发稀疏、心悸、气短、面色苍白、水肿及皮肤粗糙，皮肤颜色可加深故称之为黑热病。

预防措施

①避免白蛉叮咬

住所：安装纱门、纱窗，如无防护网，最好在夜间关闭门窗；睡觉时尽可能使用蚊帐。旅游尽量租住卫生条件好的、最好有空调的宾馆。

户外活动：尽量穿着浅色长袖衣服及长裤，在外露的皮肤及衣服上涂含有避蚊胺成分的蚊虫驱避药物。

②及时就医：一旦出现发热、全身酸痛、皮疹等症状，要立即到附近正规医疗机构就诊，回国后如有黑热病疑似症状，应立即就医并告知接诊医生发病前疫区生活史或旅游史。

淋巴丝虫病

重要信息

○ 淋巴丝虫病（LYMPHATIC FILARIASIS）俗称象皮病，是由丝虫目线虫（圆形）感染引起寄生虫病，通过蚊子叮咬传播。

○ 根据世界卫生组织最新通报，全世界 52 个国家的 8.56 亿人受到淋巴丝虫病的威胁，需要预防性服药以防止感染。

○ 急性期症状为局部皮肤炎症、淋巴结炎和淋巴管炎；慢性期感染主要表现为淋巴水肿、四肢象皮肿和鞘膜积液。

○ 目前尚无疫苗可以预防，有特异性治疗药物。乙胺嗪（DEC）用于预防及治疗淋巴丝虫病。

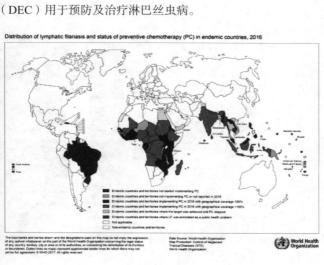

图 3-26　2016 年淋巴丝虫病全球分布情况
（来源：世界卫生组织）

传播途径

主要通过携带感染性幼虫的蚊子叮咬传播，多种蚊子均可传播。在非洲地区主要传播媒介为库蚊，美洲地区为致倦库蚊，亚洲和太平洋地区为伊蚊和曼蚊。

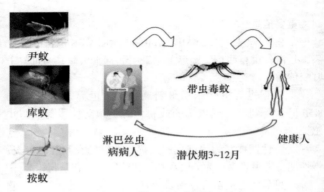

尹蚊

库蚊

按蚊

带虫毒蚊

淋巴丝虫病病人

健康人

潜伏期3~12月

图 3-27　淋巴丝虫病传播途径

症状表现

潜伏期：班氏吴策丝虫为 6~12 个月，马来布鲁斯虫为 3~6 个月。

无症状感染：大部分为无症状感染，但可传播寄生虫，同时体内寄生虫会对淋巴系统、肾脏和免疫系统造成破坏。

典型表现：急性期症状为局部皮肤炎症、淋巴结炎和淋巴管炎；发展成慢性疾病时，会导致淋巴水肿或四肢象皮肿、鞘膜积液、乳糜尿。乳房和生殖器官改变也很常见。

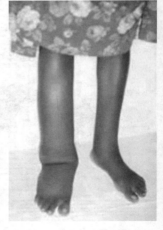

图 3-28　淋巴丝虫病患者症状
（来源：美国疾病预防控制中心）

预防措施

①预防性服药：通过预防性服用乙胺嗪可遏制感染传播，当地如同时流行其他丝虫疾病时，可联合服用阿苯达唑和/或伊维菌素。

②避免被蚊虫叮咬

住所：安装纱门、纱窗，如无防护网，最好在夜间关闭门窗；睡觉时尽可能使用蚊帐。旅游尽量租住卫生条件好的、最好有空调的宾馆。

户外活动：尽量穿着浅色长袖衣服及长裤，在外露的皮肤及衣服上涂含有避蚊胺成分的蚊虫驱避药物。

③清积水，避免蚊子滋生：定期清理室内外积水容器，水生植物定期换水、花盆托盘定期清理。

④及时就医：一旦出现皮肤炎症、淋巴结炎等症状，要立即到附近正规医疗机构就诊。回国后如出现有关症状，应立即就医并告知接诊医生发病前疫区生活史或旅游史。

淋　病

重要信息

○ 淋病（GONORRHEA）是淋球菌引起的以泌尿生殖系统化脓性感染为主要表现的性传播疾病，近年来全球淋病发病率有明显增加的趋势。

○ 淋病通过性传播感染。

○ 症状表现主要症状包括尿频尿急、尿痛、尿道口流脓或宫颈口阴道口有脓性分泌物等。

○ 目前尚无疫苗可预防淋病，治疗手段相对成熟。

传播途径

淋病为性传播疾病，包括不安全性行为和接触淋病患者分泌物或被污染过的物品。

症状表现

急性淋病潜伏期：一般为 2~10 天，平均 3~5 天。

急性感染：主要表现为急性尿道炎，有浆液或脓性分泌物，尿道内有瘙痒及灼热感，排尿时有疼痛；但无尿急、尿频感。多数患者1~2周内常侵入后尿道，其特征是排尿频繁，尿道窘迫及尿痛。女性除尿道炎外，尿道旁腺、子宫颈、输卵管亦可被感染，主要症状为发现白带增多呈脓样，可有下腹痛及尿频。

慢性感染：上述症状持续一个月以上或反复出现急性感染症状者，症状不如急性期明显，少数患者完全无自觉症状，尿中有淋丝可能为唯一表现。有些表现为慢性前列腺炎、精囊炎、附睾炎等，女性可伴有宫颈炎、前庭大腺炎、子宫内膜炎、输卵管炎等。

预防措施

①防止性传播：每次行为性时要正确使用质量合格的安全套。正确佩戴方法详见 1.3.4。

遵守性道德，固定性伴侣。

②及时就医：一旦出现尿道炎、排尿疼痛等症状应立即到附近正规医疗机构就医。回国后出现任何疑似症状应立即就医，并告知接诊医生发病前在疫区的生活史或旅游史。

流行性出血热

重要信息

○ 流行性出血热（EPIDEMIC HEMORRHAGIC FEVER）是由汉坦病毒引起的传染病，流行于亚欧地区，中国为高发地区。

○ 流行性出血热可通过呼吸道、消化道、直接接触、母婴传播和虫媒传播。

○ 典型病程有 5 个阶段：发热期、低血压休克期、少尿期、多尿期、恢复期。

○ 我国研制的沙鼠肾细胞疫苗和地鼠肾细胞疫苗可有效预防流行性出血热。

传播途径

主要通过呼吸道传播，也可以通过消化道、接触传播等传播途径。

症状表现

潜伏期：4~46天，以2周多见。典型病程包括5期。

发热期：主要表现为发热、全身中毒症状、毛细血管损伤和肾损害。头痛、腰痛、眼眶痛（"三痛"），颜面、颈部、胸部潮红（"三红"）为典型表现。

低血压休克期：神志不清、皮肤苍白、唇部发绀、脉搏细速、血压降低、尿量减少。

少尿期：尿量减少至24小时内少于500ml。厌食、恶心、呕吐、腹胀和腹泻、头晕头痛、烦躁、嗜睡、昏迷抽搐等。出血症状加重时可出现皮肤淤斑。

多尿期：尿量明显增加，每日可增加至4000~8000ml，精神、食欲逐渐好转。

恢复期：尿量恢复至每日2000ml以下。精神食欲基本恢复，一般尚需1~3个月体力才能完全恢复。

预防措施

①接种疫苗：我国研制的沙鼠肾细胞疫苗和地鼠肾细胞疫苗可有效流行性出血热。该疫苗在我国属于二类疫苗，按照"知情、自愿、自费"的原则接种。有需要接种请咨询当地疫苗接种门诊。

②避免接触鼠类：避免去鼠类活动频繁地区活动，尤其当皮肤黏膜有破损时。不用手接触鼠类及其排泄物；动物实验时防止被鼠咬伤。

③注意住所环境卫生：住所应做好灭鼠措施，注意食品卫生和个人卫生，防止鼠类接触日常生活用品及食品。旅游尽量租住卫生条件好的、最好有空调的宾馆。

④及时就医：一旦出现发热、毛细血管损伤、头痛等症状，要立即到附近正规医疗机构就诊。回国后如出现有关症状，应立即到就医并告知接诊医生发病前疫区生活史或旅游史。

流行性感冒

重要信息

○ 流行性感冒（INFLUENZA）简称流感，是由流感病毒引起的急性呼吸道疾病，以空气传播为主，也可通过接触传播。

○ 流感在全球流行，每年均可发生，温带地区流行多发生在冬季，热带地区则经常发生在雨季。

○ 主要症状包括发热、咽痛、咳嗽、头痛、肌痛、乏力、鼻塞流涕等症状。

○ 流感疫苗是预防流感的最好方法。目前有效的抗流感药物包括：奥司他韦、扎那米韦和帕拉米韦，请遵照医嘱服用。

传播途径

在密闭空间的拥挤人群中以空气传播为主，流感病毒在外环境能够存活数小时，特别是在寒冷和低湿度条件下，也可通过直接接触传播。

高危人群

医护人员、65 岁以上老年人、孕妇、儿童、哮喘病患者、慢性病患者（如心脏病、糖尿病）、艾滋病/HIV 感染者、癌症患者等免疫力低下人群以及与高危人群生活或照顾他们的人。

症状表现

潜伏期：较短，通常 1～3 天。

传染期：成人从出现临床症状起 3～5 天，幼儿可达 7 天。

症状表现：急性起病，出现发热、咳嗽、咽痛、流涕或鼻塞、肌肉疼痛、头痛、乏力等症状。部分病例会出现呕吐和腹泻症状（儿童较多见）。

并发症：细菌性肺炎、中耳炎、鼻窦炎、慢性疾病恶化（如心力衰竭、哮喘、糖尿病）。

流感与普通感冒的区别

流感由流感病毒引起，普通感冒可由多种病原体引起，包括呼吸道病毒、细菌、支原体和衣原体等。此外，两者的症状也不一样。

流感：肌肉痛、发热、头痛、疲劳、寒战等。

普通感冒：食欲不振、喉咙痛、打喷嚏、咳嗽、呕吐等。

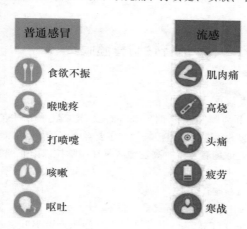

预防措施

①种疫苗

时间：建议在流感流行季节前，每年接种1次流感疫苗。我国流感高发期在北方为冬春季，在南方为冬春季和夏季。建议在每年9～10月接种流感疫苗。

接种对象：大于6月龄、无接种禁忌证者。

高危人群应优先接种流感疫苗。

②持良好日常卫生习惯

○尽可能避免接触流感患者；本人患病后尽量减少与他人接触。

○打喷嚏和咳嗽时用纸巾或手帕遮掩口鼻，并在使用后包好并丢弃到垃圾桶。

○勤洗手，用流动清水及洗手液或肥皂洗手；条件受限时，可用免洗手酒精消毒液。

○居室要开窗通风，保持室内空气流通；保持居家清洁干净，定期对物表消毒。

③及时就医：如出现发热、咳嗽、咽痛等流感症状，不要带病上班或上学，应主动戴上口罩立即到附近正规医疗机构就诊。回国后出现任何疑似症状应立即就医，并告知接诊医生发病前在疫区的生活史或旅游史。

流行性脑脊髓膜炎

重要信息

○ 由脑膜炎奈瑟菌（ENINGOCOCCAL MENINGITIS）感染引起的急性呼吸道传染病，主要经空气传播。

○ 全球均有发生，高发地区是在撒哈拉以南非洲的脑膜炎流行区域。

○ 流行呈季节性，在欧洲和北美，高发季节为冬春季；在撒哈拉南部非洲，高发季节在 12 月至 6 月的旱季。

○ 主要症状包括突发高热、剧烈头痛、呕吐、颈项强直、畏光、皮肤和黏膜出血点或淤斑等。

○ 接种流脑疫苗可有效预防感染，有抗生素用于治疗。

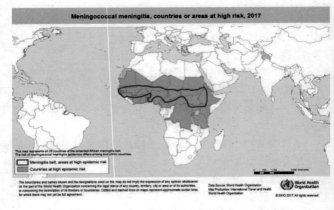

图 3-29　2017 年流行性脑脊髓膜炎高风险国家与地区
（来源：世界卫生组织）

传播途径

主要通过交谈、咳嗽和喷嚏等产生飞沫经空气传播；亦可通过直接接触被污染的手、用具等传播。

高危人群

5 岁以下，尤其是 6 月龄至 2 岁的婴幼儿。

症状表现

潜伏期：2～10 天，通常为 3～4 天。

症状表现：突发高热、剧烈头痛、恶心、呕吐、颈项强直、畏光、皮肤和黏膜出血点或淤斑等，脑脊液呈化脓性改变。严重患者可短时间出现全身出血性皮疹并快速发生循环衰竭，甚至死亡。少部分患者会长期留有后遗症，如智力障碍、听力损伤等。

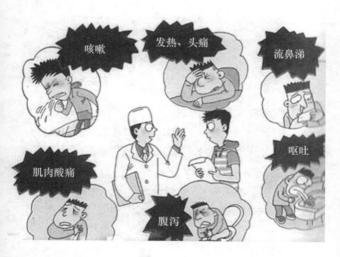

预防措施

①接种疫苗：在中国，目前有两种流脑疫苗，分别针对 A 群和 A+C 群；其中 A 群流脑疫苗适用于 2 岁及以下儿童。具体可到当地疫苗接种机构咨询相关事宜。

②持良好日常卫生习惯

◎ 尽可能避免接触发热头痛患者；自己发病后尽量减少与他人接触。

◎ 打喷嚏和咳嗽时用纸巾或手帕遮掩口鼻，并在使用后包好并丢弃到垃圾桶。

◎ 勤洗手，用流动清水及洗手液或肥皂洗手；条件受限时，可用免洗手酒精消毒液。

◎ 居室要开窗通风，保持室内空气流通；保持居家清洁干净，定期对物表消毒。

③ 及时就医：如出现发热、头痛、呕吐等症状，不要带病上班或上学，应主动戴上口罩并立即到附近正规医疗机构就诊。回国后如出现有关症状，应立即到就医并告知接诊医生发病前疫区生活史或旅游史。

流行性乙型脑炎

重要信息

◎ 流行性乙型脑炎（EPIDEMIC ENCEPHALITIS B），简称乙脑，是由乙脑病毒引起的急性蚊媒传染病。

◎ 主要在东南亚和西太平洋地区流行。在亚洲的温带地区，乙脑传播呈季节性，人感染病例通常在夏季出现高峰。在热带和亚热带地区，全年均有病例发生，常在雨季时有一个发病高峰。

◎ 通过库蚊叮咬传播。

◎ 典型症状包括：急起发病，高热、头痛、寒战、乏力、惊厥和昏迷等。

◎ 有乙脑疫苗可有效预防，但目前尚无特效治疗药物。

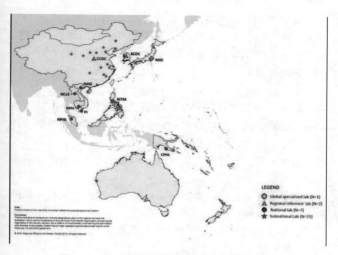

图 3-30　2016 年全球存在乙脑传播风险的地区
（来源：世界卫生组织）

传播途径

主要通过库蚊叮咬传播，传播媒介主要为三带喙库蚊。

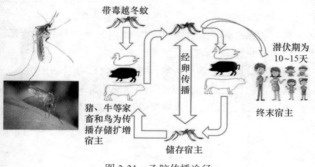

图 3-31　乙脑传播途径

症状表现

潜伏期：一般为 5 ~ 15 天。

轻症表现：大部分病例为隐性感染或轻症，仅有发热和头痛等表现。

重症表现：急性起病，出现体温急剧上升，高达 39～40℃，伴头痛、恶心和呕吐，颈项强直、意识障碍、昏迷、抽搐、痉挛性瘫痪，甚至死亡。

预防措施

①疫苗接种

时间：全年均可接种。乙脑疫苗在我国属于一类疫苗（免费疫苗），成年人接种的乙脑疫苗属二类疫苗，按照"知情、自愿、自费"原则接种。

适用人群：流行区的儿童及从非流行区到流行区的易感人群。

接种程序：乙脑减毒活疫苗：接种 2 剂次，儿童 8 月龄和 2 周岁各接种 1 剂次。

乙脑灭活疫苗：接种 4 剂次，儿童 8 月龄接种 2 剂次，2 周岁和 6 周岁各接种 1 剂次。

②避免被蚊虫叮咬

住所：安装纱门、纱窗，如无防护网，最好在夜间关闭门窗；睡觉时尽可能使用蚊帐。旅游尽量租住卫生条件好的、最好有空调的宾馆。

户外活动：尽量穿着浅色长袖衣服及长裤，在外露的皮肤及衣服上涂含有避蚊胺成分的蚊虫驱避药物。

③清积水，避免蚊子滋生：定期清理室内外积水容器，水生植物定期换水、花盆托盘定期清理。

④及时就医：从涉疫国家探亲、旅游或办公回国后，一旦出现体温急剧上升、头痛、颈部僵硬等症状，要立即到附近正规医疗机构就诊，并告知接诊医生生活史或旅游史。

轮状病毒

重要信息

◇ 轮状病毒（ROTAVIRUS）是引起儿童常见的肠道病原体之一，每年夏秋冬季流行，主要通过粪-口传播。

○ 主要症状包括急性胃肠炎，发热、呕吐、腹痛以及无血色水样腹泻，病程一般为 7 天。

○ 可通过接种轮状病毒疫苗预防，目前尚无特效治疗药物。

传播途径

轮状病毒主要经粪－口途径传播。进食被轮状病毒污染的食物或水；触摸被轮状病毒污染的物体后未洗净双手后进食；接触过轮状病毒感染患者；和患者同处一个密闭不通风的房间都可能造成传播。此外，轮状病毒还能通过吸入被病毒污染的空气而感染。

症状表现

潜伏期：一般为 2 天左右。

症状表现：发热、呕吐、腹痛以及无血色水样腹泻，症状可持续 3～9 天。脱水是轮状病毒感染的最常见的死因，多见于婴幼儿。成年人感染轮状病毒一般为轻症。

治疗：尚无特效疗法，以对症治疗为主。吐泻较重时或中度以上的脱水要予以静脉补液纠正电解质紊乱。治疗期间不使用抗生素。病程一般在 5～8 天。

预防措施

①接种疫苗

在我国，轮状病毒疫苗属于二类疫苗，按照"知情、自愿、自费"原则接种，如果有需要请咨询当地疫苗接种门诊／机构建议。

Rotarix（RV1）和 RotaTeq（RV5）已在全球多个国家广泛使用，我国暂时没有 RV1 疫苗，但有罗特威（RV5）。

RV5 疫苗接种程序：2、4、6 月龄婴儿口服 3 剂次。

LLR 疫苗接种程序：2 月龄至 3 岁婴幼儿，每年口服 1 次，3～5 岁期间加强一剂次。

②保持良好日常卫生习惯：勤洗手，用流动清水及洗手液或肥皂洗手；条件受限时，可用免洗手酒精消毒液。

③注意食品安全与饮用水安全：不吃生的或未彻底煮熟的食物，所有食物必须彻底煮熟方可食用。隔夜饭菜应彻

底加热方可食用。生的和熟的食物要分开存放，剩饭剩菜要妥善保存。不要饮用生水，应选择正规瓶装水或彻底煮沸的水。

注意避免儿童脱水

儿童感染轮状病毒会出现严重的水样便腹泻，常伴有呕吐、发热以及腹痛。其中，呕吐以及水样便腹泻可以持续3~8天。其他症状可能包括食欲减退以及脱水（体液流失），这对于新生儿和幼儿来说尤其危险。

脱水症状包括：

○ 排尿减少。

○ 口部和咽喉干燥。

○ 站立时眩晕。

脱水患儿可能表现出：哭泣时很少或没有眼泪；异常困倦或躁动。

您可以通过让孩子大量饮水以防脱水。口服的补充液（ORS）能有效预防和治疗脱水。关于脱水处理措施详见本书1.4.2。如果您不确定如何使用口服补充液，请联系医生。

罗阿丝虫病

重要信息

○ 罗阿丝虫病（LOAIASIS）是由罗阿丝虫感染所引起的慢性寄生虫病。主要在非洲中部以及西部流行。主要通过斑虻叮咬传播。

○ 主要症状包括眼丝虫，前臂、下肢及关节出现肿块等。

○ 目前尚无疫苗可预防。乙胺嗪可用于治疗罗阿丝虫病。

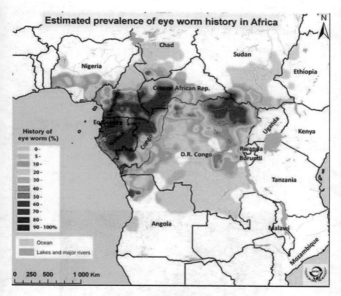

图 3-32　2010 年非洲地区罗阿丝虫病历史估计患病率
（来源：世界卫生组织）

传播途径

人类是罗阿丝虫的唯一宿主，主要通过斑虻叮咬感染。1 周后蜕皮两次变成有感染性的幼虫，当斑虻再次叮咬人时，幼虫通过其口器侵入人的皮肤，使人感染。

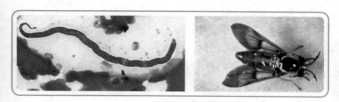

图 3-33　罗阿丝虫与白虻
（来源：美国疾病预防控制中心）

症状表现

潜伏期：人感染后 5 个月幼虫发育为成虫。

典型症状：卡拉巴肿和眼丝虫是罗阿丝虫病最主要的症状表现。卡拉巴肿发病局限，肿块较硬并多见于前臂、下肢以及近关节处。成虫常移行于眼睑引起皮肤肿胀，有时可触及游走性条索样虫体。当成虫移行到球结膜时，可引起局部充血、水肿、畏光、流泪、疼痛等不同程度的结膜炎症状。

轻症症状：除了卡拉巴肿和眼丝虫外，患者还可能表现出瘙痒、肌肉痛、关节痛以及疲劳等症状。

重症症状：长期感染罗阿丝虫可造成心、肺、肾、脾、胃等部位的损伤。

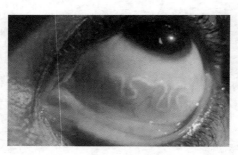

图 3-34 罗阿丝虫病症状
（来源：美国疾病预防控制中心）

预防措施

①避免被斑虻叮咬：外出避免进入河水以及柴火附近的泥泞、阴暗区域，并使用避蚊胺以及穿着长袖长裤以避免叮咬。衣物可使用扑灭司林进行消毒。

②预防性用药：要前往罗阿丝虫病流行国家或地区时间，可提前服用预防性药物：每日使用 300mg 乙胺嗪可以降低感染罗阿丝虫的危险。具体服药指引请听从医嘱。

③及时就医：一旦出现相关症状，应立即到附近正规医疗机构就诊，回国后如出现疑似症状，应立即就医并告知接诊医生发病前疫区生活史或旅游史。

麻　疹

重要信息

○ 麻疹（MEASLES）由麻疹病毒引起的急性呼吸道传染病，是传染性最强的传染病之一。主要通过空气传播。

○ 麻疹主要发生在人均收入较低和卫生保健设施薄弱的发展中国家，尤其是在非洲和亚洲部分地区。在温带地区主要为冬春季高发，在热带地区为夏季高发。

○ 主要症状包括发热，全身性红色斑丘疹，并伴有咳嗽、流涕和结膜炎症状等。

○ 接种麻疹疫苗可预防，但目前尚无特效治疗药物。

传播途径

主要通过交谈、咳嗽和喷嚏等产生的飞沫经空气传播，亦可通过直接接触患者的鼻腔或口腔分泌物传播。

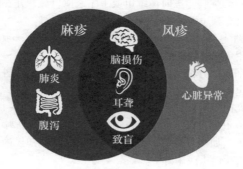

图 3-35　麻疹与风疹症状对比

症状表现

潜伏期：7～18 天，一般为 10～12 天。

传染期：从发病前 1 天（通常在出疹前 4 天）至出疹后 4 天均有传染性。

症状表现：发病早期症状为发热、流涕、咳嗽、眼结膜充血、流泪以及颊黏膜上出现小白斑。

发病第 3～7 天后出现特异性红色斑丘疹，首先见于面部，然后遍及全身，持续 4～7 天。大多数与麻疹相关的死亡由麻疹并发症所致。常见的并发症有中耳炎、肺炎、喉气管支气管炎（假膜性喉炎）、腹泻和脑炎等。

预防措施

①接种麻疹疫苗：麻疹疫苗可以与风疹疫苗、腮腺炎疫苗联合成为麻疹腮腺炎联合减毒活疫苗（简称"麻腮疫苗"）、麻疹风疹联合减毒活疫苗（简称"麻风疫苗"）和麻疹腮腺炎风疹联合减毒疫苗（简称"麻腮风疫苗"）。常规免疫：儿童在 8 月龄、18～24 月龄各接种 1 剂含麻疹成分疫苗。

未罹患麻疹且既往无麻疹疫苗免疫史或麻疹疫苗免疫史不详的其他人群，推荐接种 1 剂次麻疹 – 风疹疫苗。具体可到当地疫苗接种机构咨询相关事宜。

②持良好日常卫生习惯

◎ 尽可能避免接触发热皮疹患者；自己患病后应尽量减少与他人接触。

◎ 打喷嚏和咳嗽时用纸巾或手帕遮掩口鼻，并在使用后包好并丢弃到垃圾桶。

◎ 勤洗手，用流动清水及洗手液或肥皂洗手；条件受限时，可用免洗手酒精消毒液。

◎ 居室要开窗通风，保持室内空气流通；保持居家清洁干净，定期对物表消毒。

③及时就医：如出现发热、流涕、咳嗽等症状，不要带病上班或上学，应主动戴上口罩立即到附近正规医疗机构就诊。回国后如出现疑似症状，应立即就医并告知接诊医生发病前疫区生活史或旅游史。

梅　毒

重要信息

◎ 梅毒（SYPHILIS）是由苍白（梅毒）螺旋体引起的

慢性、系统性性传播疾病。全球每年约有 1200 万新发病例，主要集中在南亚、东南亚和撒哈拉以南的非洲地区。

　○ 主要通过性途径传播。

　○ 临床上可表现为一期梅毒、二期梅毒、三期梅毒、潜伏梅毒和先天梅毒（胎传梅毒）等。

　○ 目前尚无疫苗可预防，治疗手段相对成熟。

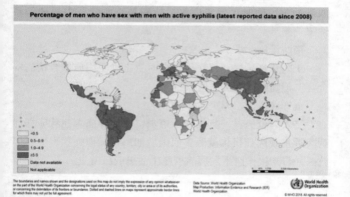

图 3-36　全球男男性行为感染梅毒分布
（自 2008 年最新数据，来源：世界卫生组织）

传播途径

性接触是梅毒的主要传播途径，95% 以上是通过危险的或无保护的性行为传染，少数通过接吻、输血、污染的衣物等传染。患有梅毒的孕妇可通过胎盘传染给胎儿，引起胎儿宫内感染，可导致流产、早产、死胎或分娩胎传梅毒儿。

症状表现

潜伏期：9~90 天，平均 3 周。

隐性梅毒或潜伏期梅毒无明显症状表现。

一期：生殖器出现米粒样大小、无痛无痒、圆形或椭圆形、边界清晰的硬结或疹子，大多数为单发，周边坚硬，表面迅速糜烂、溃疡，但无脓或不适感觉。持续时间为 4~6 周。如未得到及时治疗，将转变为二期梅毒。

二期：出现全身症状，如发热、头痛、骨关节酸痛、肝脾肿大、淋巴结肿大；接着出现梅毒疹，特点为疹型多样（斑疹样、丘疹样、脓疱性及扁平湿疣）、广泛而对称、不痛不痒、愈后多不留瘢痕、驱梅治疗迅速消退。

三期：全身浅表性淋巴结肿大。出现结节性梅毒疹，特点为对称性、大小不等、质硬、不活动、不破溃、表皮正常、无炎症、无痛、可自消；好发于头皮、肩胛、背部及四肢伸侧。同时可侵犯内脏，特别是心血管及中枢神经系统等。

预防措施

①防止性传播：每次行为性时要正确使用质量合格的安全套。正确佩戴方法详见 1.3.4。

遵守性道德，固定性伴侣。

②及时就医：一旦出现尿道炎、排尿疼痛等症状应立即到附近正规医疗机构就医。回国后如出现疑似症状，应立即就医并告知接诊医生发病前疫区生活史或旅游史。

球孢子菌病

重要信息

○ 球孢子菌病（COCCIDIOIDOMYCOSIS），又称溪谷热（valley fever），由粗球孢子菌引起。粗球孢子菌，为地域性分布的病原微生物，主要分在布于美国的西南部和中、南美洲。

○ 球孢子菌病的发生和气候有一定关系。粗球孢子菌，在强降雨后，在土壤中能快速生成；而之后炎热和干燥的气候，则有助于真菌孢子飘散在空中，造成感染。

○ 约有 60% 的人在感染后不出现任何临床症状，但其他人在潜伏期后会出现轻中度流感样症状，有时可自愈。感染人群中，有 5%～10% 的人，会导致长期或严重的肺部感染；

约有 1% 的人，会发展播散性感染。播散性感染，经常会导致死亡。

◌ 若球孢子菌病的症状，一周内未能有效缓解，则需尽快进行长期的抗真菌治疗。

◌ 免疫功能受损人群的感染（如艾滋病患者），可能会非常严重，经常可以从肺部感染发展为全身性感染。

◌ 目前，暂时没有粗球孢子菌的疫苗可以接种。如果感染，仍然需要使用传统的抗真菌药物（如两性霉素 B 等）。

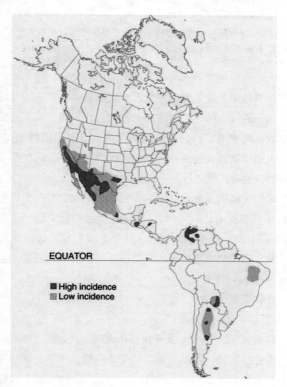

图 3-37　球孢子菌病地区一览（引自：https：//veteriankey.com/coccidioidomycosis-and-paracoccidioidomycosis/）

传播途径

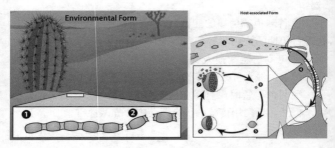

图 3-38 环境中的粗球孢子菌孢子经由呼吸道感染人类
（图片来源：美国疾病预防控制中心官网，更新时间：2018.8.21）

①环境中粗球孢子菌以丝状菌的形态存在；②菌丝断裂形成关节孢子；③关节孢子很容易播散在空气中；④经呼吸道，孢子进行人体并到达肺部；⑤在人体环境，关节孢子形成球状的内孢囊；⑥内孢囊内囊孢内部分裂形成内生孢子；⑦内生孢子被释放出来并在周围组织内散布；⑧内生孢子形成新的内孢囊，并进行下一轮循环。

球孢子菌病，通常只发生在粗球孢子菌的分布地区（美国的西南部和中、南美洲）。粗球孢子菌的感染源，主要来自含有粗球孢子菌的的尘土。当尘土被翻动（如建筑施工等）时，孢子经由空气感染人类的呼吸系统。但通常不发生人间传播。

症状表现

潜伏期：1~4周。

轻症表现：约60%无任何临床表现，其他人表现为轻中度的流感样症状，包括发热、胸痛、咳嗽、不适、寒战、盗汗、关节痛等。在初发症状1~2日内，近50%的患者在躯干和四肢部位出现轻度泛发性红斑或斑丘疹，1周内消退。在症状开始近3周时，可出现结节性红斑和多形性红斑，经数周可自行消退。

重症表现：播散至一个或多个部位，最常感染皮肤、软组织、骨、关节和脑脊膜等处。在免疫受损个体中，常发生广泛而快速的播散，表现为多汗、呼吸困难、发热和消瘦，胸部 X 线片检查显示泛发性粟粒样损害。

预防措施

①进入粗球孢子菌分布区域后，尽量避开像施工或挖掘场地那样有大量尘土的区域，否则要佩戴 N95 口罩；在沙尘暴期间待在室内，并关上窗户（在室内使用空气过滤措施）；避免与污垢或灰尘密切接触的活动，包括庭院工作，园艺和挖掘。对于免疫功能受损人群（如艾滋病患者），在医师的指导下，可以预防性地使用抗真菌治疗。

②一旦怀疑自己感染粗球孢子菌，要尽快到正规医疗机构就诊进行必要诊疗。

尼帕病毒病

重要信息

○ 尼帕病毒病（NIPHA VIRUS DISEASE）是由尼帕病毒引起的人畜共患病。目前报道过的人类病例主要发生在东南亚的马来西亚、新加坡、孟加拉国和印度。

○ 主要通过动物（如蝙蝠或猪）或者被污染的食物传播给人类，也可以人传人。

○ 主要症状包括发热、头痛、肌肉疼痛、呕吐和喉咙痛等流感样症状。

○ 目前尚无特效治疗药物和疫苗。

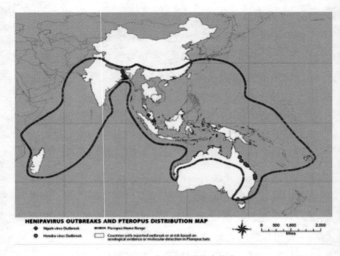

图 3-39 全球果蝠活动分布
（来源：美国疾病预防控制中心）

传播途径

既往在马来西亚、孟加拉国和印度的疫情中发现的传播途径主要有：

①果蝠到人的传播：食用被受感染果蝠的尿液或唾液污染的水果或水果制品。

②猪到人传播：无保护地接触猪的分泌物或患病动物的组织。

③人际传播：通过与人的分泌物和排泄物密切接触，如为感染者提供护理等。

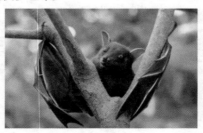

图 3-40 果蝠

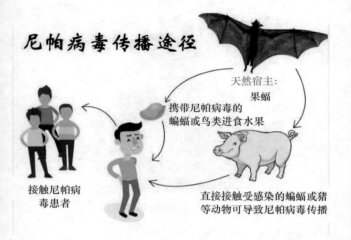

图 3-41 尼帕病毒病传播途径

症状表现

潜伏期：一般为 4~14 天，最长可达 45 天。

症状表现：包括无症状感染、轻微或严重的急性呼吸道感染和致命性脑炎。

受感染者最初会出现发热、头痛、肌肉疼痛、呕吐和喉咙痛等流感样症状。随后可能出现头晕、嗜睡、意识混乱和急性脑炎性的神经系统症状。部分患者还可能出现非典型肺炎和严重呼吸系统问题，包括急性呼吸窘迫。重症病例会发生脑炎和癫痫，进而在 24~48 小时内陷入昏迷状态。小部分患者康复后会复发或罹患迟发性脑炎，约 20% 的患者会出现癫痫、人格改变等后遗症。

治疗：目前无特殊药物或疫苗可用，主要治疗原则为加强对症支持治疗，特别是对于伴呼吸道或神经系统并发症的患者。

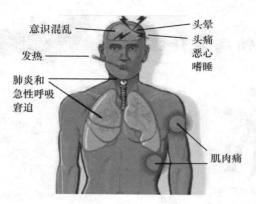

图 3-42　尼帕病毒病症状

意识混乱
发热
肺炎和
急性呼吸
窘迫
头晕
头痛
恶心
嗜睡
肌肉痛

预防措施

　　①避免接触蝙蝠和猪等动物：避免前往果蝠的栖息地（椰树和芭蕉树），避免接触枣椰或散装椰枣汁。遇到蝙蝠时避免直接接触。不接触病死的猪等动物。

　　②避免直接接触患者或感染动物分泌物、排泄物：避免食用被蝙蝠或猪等动物的粪便、尿液或唾液污染的食品。

　　③注重个人卫生：经常用洗手液和水洗手，特别是接触动物或其分泌物、粪便后，及照顾或探望患者后都要及时彻底洗净双手。

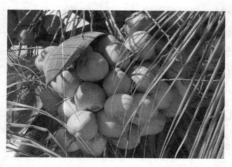

图 3-43　椰枣

从涉疫国家探亲、旅游或办公回国后，一旦出现发热、全身酸痛、皮疹等症状，要立即到附近正规医疗机构就诊，并告知接诊医生发病前疫区生活史或旅游史。

疟　　疾

重要信息

○ 疟疾（MALARIA）是由疟原虫寄生在人体所引起的一种寄生虫病。一般人群普遍易感，通过按蚊叮咬或经输血感染。

○ 主要发生在整个热带非洲、太平洋西南地区、南美丛林地带（如巴西）、东南亚及印度次大陆的部分地区。

○ 主要症状包括：发热、寒战、出汗、头痛、全身酸痛、乏力等症状。寒战、发热和出汗退热可多次循环出现。

○ 目前无疫苗可预防，氯喹、青蒿素可以用于疟疾治疗。

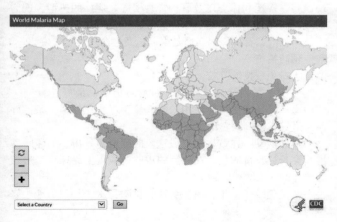

图 3-44　全球疟疾地图
（来源：美国疾病预防控制中心，更新时间：2018 年 11 月 5 日）

传播途径

主要通过雌性按蚊叮咬传播，大部分按蚊在夜间吸血，部分在黄昏或早晨叮咬人，也可以通过输血传播。

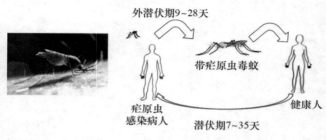

外潜伏期9~28天

带疟原虫毒蚊

疟原虫
感染病人

健康人

潜伏期7~35天

图 3-45　按蚊及疟疾传播途径

症状表现

潜伏期：恶性疟潜伏期为 7~27 天；三日疟为 18~35 天；卵形疟为 11~16 天；间日疟的短潜伏期株为 11~25 天，长潜伏期株为 6~12 个月或更长。

症状表现：发冷、发热、出汗、头痛、全身酸痛和乏力等症状，有时还伴有呕吐、腹泻、咳嗽。病情严重者还会出现谵妄、昏迷和休克以及肝、肾衰竭等。疟疾的典型表现为寒战、高热和出汗退热三个连续阶段，可多次循环出现，如不及时救治，有可能因病情延误而危及生命。

预防措施

①避免被按蚊叮咬

住所：安装纱门、纱窗，如无防护网，最好在夜间关闭门窗；睡觉时尽可能使用蚊帐。旅游尽量租住卫生条件好的、最好有空调的宾馆。

户外活动：在黄昏至凌晨这段时间避免外出，如晚间外出要穿长袖长裤衣物，在外露的皮肤及衣服上涂抹含有避蚊胺成分的蚊虫驱避药物。

②避免蚊子滋生：填平坑洼、排除积水、平整田地、修整沟渠，减少滋生地。

③预防性用药：出国人员可以服用抗疟药。世界卫生组织推荐口服阿莫地喹（amodiaquine）和磺胺多辛－乙胺嘧啶（sulfadiazine-ethamimidine）。具体服用方法请遵照医嘱进行。

④及时就医：从涉疫国家探亲、旅游或办公回国后，一旦出现发冷、发热、出汗、乏力等症状，要立即到附近正规医疗机构就诊，并告知接诊医生旅游史。

盘尾丝虫病

重要信息

◎ 盘尾丝虫病（ONCHOCERCIASIS）又称河盲症，由盘尾丝虫引起的寄生虫病，主要通过黑蝇（蚋）叮咬传播。

◎ 主要发生在热带地区，99% 以上的感染者生活在撒哈拉以南非洲 31 个国家。

◎ 主要症状包括严重皮肤瘙痒、皮肤损毁和视力损害，甚至永久失明。

◎ 目前尚无疫苗可预防，伊维菌素可用于治疗，尚无预防性药物。

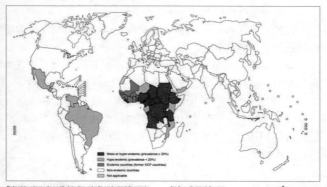

图 3-46　2013 年盘尾丝虫病全球分布
（来源：世界卫生组织）

传播途径

通过受到感染的黑蝇（蚋）叮咬传播。这种黑蝇滋生于急流的河流和小溪附近。

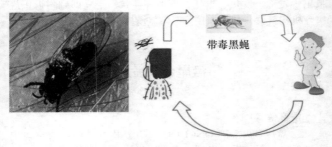

图 3-47　黑蝇与盘尾丝虫病传播途径

症状表现

潜伏期：一般在 1 年或更长时间。

症状表现：患者会出现奇痒和各种皮肤改变，例如，皮疹、皮下结节、"豹皮症"等，有些会出现眼部病变，最终发展为视力受损甚至永久失明，因此也被称为"河盲症"。

预防措施

①避免被黑蝇叮咬

住所：安装纱门、纱窗；睡觉时尽可能使用蚊帐。旅游尽量租住卫生条件好的、最好有空调的宾馆。

户外活动：尽量穿着浅色长袖衣服、长裤及帽子，在外露的皮肤上使用含有效成分的驱虫剂，如避蚊胺（DEET）。

②及时就医：一旦出现发痒、皮炎、皮疹等皮肤病变和眼睛病变等症状，要立即到附近正规医疗机构就诊，回国后如出现疑似症状，应立即就医并告知接诊医生发病前疫区生活史或旅游史。

蜱传脑炎

重要信息

○ 蜱传脑炎（TICK-BORNE ENCEPHALITIS）是一种由

蜱传脑炎病毒引起的以高热及中枢神经系统症状为主的急性传染病。主要流行于东欧、中欧和北欧国家以及中国北部、蒙古和俄罗斯。

○ 主要通过蜱虫叮咬传播。

○ 主要症状包括脑炎症状，如嗜睡、思维混乱、运动失调，脑膜炎，如头痛、颈部僵直；还可出现发热、头痛、厌食等。

○ 目前暂无特效药治疗，但可通过接种疫苗预防感染。

传播途径

蜱类，尤其是硬蜱科的蜱类，既是传播媒介，又是传播蜱传脑炎病毒的宿主。人类通过蜱叮咬引起感染，少数是通过饮用被病毒污染的且未消毒的羊奶而引起感染。

症状表现

潜伏期：7～14 天。

典型表现：脑炎（嗜睡、思维混乱、感觉失调、运动失衡以及瘫痪）、脑膜炎（头痛、颈部僵直）或脑膜脑炎症状。

轻症表现：约 60% 的患者仅表现为发热、头痛、厌食、肌肉疼痛、恶心、呕吐。

重症表现：有 20%～30% 的患者在轻症表现结束后 8 天左右展现出严重的中枢神经系统症状，并恢复缓慢。部分患者表现为永久的神经症状，有 1%～2% 的患者在神经症状发生 5～7 日后发生死亡。

预防措施

①接种疫苗：到往蜱传脑炎流行国家或地区的人群，特别是要广泛进行户外活动的，可通过接种疫苗预防蜱传脑炎。具体疫苗接种建议可咨询当地旅游卫生保健中心。

②外出注意避免被蜱虫叮咬：尽量避免进入草地、灌木丛、森林等区域；如需进入时，应穿着紧口、浅色、光滑长袖衣服、扎紧裤脚、袖口和领口，不穿凉鞋；在暴露皮肤及衣服上喷涂驱避剂，选购时要注意看是否含有以下有效成分之一：

○ 避蚊胺 DEET

○ 派卡瑞丁（picaridin）

○ 驱蚊酯 IR3535

○ 柠檬桉油（OLE）

途中经常检查衣服、体表与头发，及时除去身上的蜱虫。具体方法见 1.3.1。

野外露营，将衣服和帐篷等装备用杀虫剂浸泡，如氯菊酯、含避蚊胺的驱避剂等。

外出后要及时洗澡、换洗衣服，在户外用过的衣物、包裹，使用高温烘干处理 1 小时，以去除残留的蜱虫。

③注意食品安全与饮用水安全：不吃生的或未彻底煮熟的食物，所有食物必须彻底煮熟方可食用。隔夜饭菜应彻底加热方可食用。生的和熟的食物要分开存放，剩饭剩菜要妥善保存。在疫区不要饮用生水，应选择正规瓶装水或彻底煮沸的水；不吃未洗净或削皮的瓜果蔬菜。

④及时就医：如果发现被蜱虫叮咬出现皮肤红斑、发热、乏力等症状，要立即到附近正规医疗机构就诊。回国后如出现任何疑似蜱传脑炎的症状，应立即就医并告知接诊医生前往疫区生活史或旅游史。

恰加斯病（Chagas 病 / 美洲锥虫病）

重要信息

○ 恰加斯病（CHAGAS' DISEASE）也称美洲锥虫病，是原生动物寄生虫克氏锥虫引起的一种可威胁生命的疾病。全世界估计约有 600 万～700 万人感染克氏锥虫（导致恰加斯病的寄生虫），主要在拉丁美洲。

○ 主要通过锥虫叮咬传播。

○ 主要症状包括皮肤受损或一侧眼睑青紫肿胀，还可出现头痛、淋巴结肿大等症状。

○ 目前尚无疫苗可预防或特效药治疗。

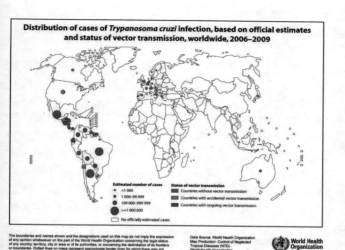

Data Source: World Health Organization
Map Production: Control of Neglected
Tropical Diseases (NTD)
World Health Organization

图 3-48　2006～2009 年全球克氏锥虫感染地区分布
（来源：世界卫生组织）

传播途径

克氏锥虫主要通过接触吸血锥蝽臭虫受感染的粪便／尿液传播。此外，还可能通过受感染的血液、母婴、器官移植等进行人与人之间的传播。

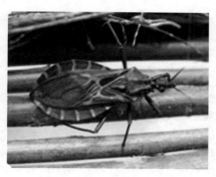

图 3-49　锥蝽

症状表现

潜伏期：锥蝽叮咬受染者为 6 ~ 10 天，由输血受染者为 10 ~ 20 天。

急性期：在急性期，有大量寄生虫随血液循环，但多数病例无症状或症状温和且无特异性。在被锥蝽臭虫叮咬的不足 50% 的人中，首先可见的典型体征可以是皮损或一侧眼睑青紫肿胀。此外，也可表现为发热、头痛、淋巴结肿大、面色苍白、肌肉疼痛、呼吸困难、肿胀以及腹部或胸部疼痛。

慢性期：寄生虫主要隐藏在心脏和消化道的肌肉中。多达 30% 的患者出现心功能障碍，多达 10% 出现消化道（典型的情况是食管或结肠扩大）、神经或混合病变，因心脏肌肉及其神经系统遭破坏引起心律失常或进行性心力衰竭而导致猝死。

预防措施

①避免锥蝽叮咬

住所：尽量租住卫生条件好的、有纱窗的宾馆。室内如果发现锥蝽，可喷洒杀虫剂。

户外活动：穿长袖衣裤。

②及时就医：一旦出现相关症状，应立即到附近正规医疗机构就诊，回国后如出现疑似恰加斯病的症状，应立即就医并告知接诊医生发病前疫区生活史或旅游史。

伤　　寒

重要信息

○ 伤寒（TYPHOID FEVER）是由伤寒沙门菌引起的全身性急性传染病，一些发展中国家有地方性流行或暴发流行。伤寒主要通过消化道传播。

○ 主要症状包括：持续发热、相对缓脉、全身中毒症状、消化道症状、玫瑰疹、肝脾肿大，可并发肠出血、肠穿孔等。

☼可通过口服减毒活疫苗进行预防，一般支持治疗配合氟喹诺酮类抗生素治疗。

传播途径

主要通过粪－口途径传播，水源污染是重要途径。

症状表现

潜伏期：3~21天，一般为7~14天。

初期（侵袭期）：病程第1周。以发热起病，常伴全身不适、乏力、食欲减退等，有玫瑰疹出现。

极期：病程第2~3周。稽留热，消化道症状（腹胀、便秘、食欲缺乏），神经系统症状（精神恍惚、表情淡漠、反应迟钝，呈伤寒面容），相对缓脉，肝脾肿大，皮疹等。

缓解期：病程第3~4周。体温波动式下降，食欲渐好，肿大的肝脾开始回缩，但仍有可能出现肠出血、肠穿孔等并发症。

恢复期：病程第5周。体温恢复正常，食欲好转，1个月左右恢复。

预防措施

①保持日常生活习惯：勤洗手，用流动清水及洗手液或肥皂洗手；条件受限时，可用免洗手酒精消毒液。

②注意食品安全与饮用水安全：不吃生的或未彻底煮熟的食物，所有食物必须彻底煮熟方可食用。隔夜饭菜应彻底加热方可食用。生的和熟的食物要分开存放，剩饭剩菜要妥善保存。在疫区不要饮用生水，应选择正规瓶装水或彻底煮沸的水；不喝生奶。

③疫苗接种：易感人群可进行预防接种。如有在伤寒流行高发地区暴露史，可应急性预防服药（复方新诺明）。伤寒疫苗在我国属于二类疫苗，按照"知情、自愿、自费"原则接种。如需要接种请咨询当地疫苗接种门诊。

④及时就医：一旦出现发热、全身酸痛、皮疹等症状，要立即到附近正规医疗机构就诊，回国后如出现伤寒可以症状，应立即就医并告知医生发病前疫区生活史或旅游史。

鼠　疫

重要信息

○ 鼠疫（PLAGUE）是由鼠疫耶尔森菌引起的一种危害严重的烈性传染病，曾被称为黑死病。除大洋洲以外的大陆都发生过此疾病。

○ 鼠疫主要有两种感染传播类型：腺鼠疫和肺鼠疫。腺鼠疫是最常见的鼠疫。

○ 主要通过受感染跳蚤叮咬、直接接触被感染动物体液或组织，或吸入肺鼠疫患者飞沫。

○ 主要症状包括突然高热，寒战，头痛，恶心、呕吐，虚弱，呼吸急促，淋巴结炎，重症患者表现为意识模糊、昏睡、狂躁、谵语、出血等，甚至死亡。

○ 目前无疫苗可预防。治疗首选链霉素，早期足量使用。

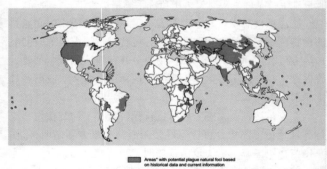

**Global distribution of natural plague foci
as of March 2016**

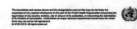 Areas* with potential plague natural foci based on historical data and current information

* First administrative level representation

Source: WHO/PED, as of 15 March 2016

图 3-50　2016 年全球鼠疫自然疫源地分布
（来源：世界卫生组织）

传播途径

①被受感染跳蚤叮咬。②在未加保护的情况下直接接触被感染动物的体液或组织。③吸入肺鼠疫患者的飞沫。

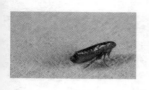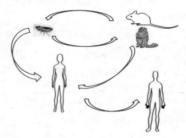

图 3-51　跳蚤与鼠疫

研究表明，旱獭也可携带鼠疫病毒。

症状表现

潜伏期：1～7天。

症状表现：发病早期表现为突然发热、寒战、头痛和身体疼痛、虚弱、呕吐和恶心。鼠疫常见有2种感染传播类型：腺鼠疫和肺鼠疫。

①腺鼠疫：最为常见。主要表现为高热，大腿根、腋窝或脖子下有肿块并疼痛；在感染后期，发炎的淋巴结肿块可能变成化脓的开放性溃疡。

②肺鼠疫：主要表现为高

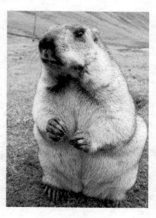

图 3-52　旱獭

热、咳嗽、胸痛，咳痰带血或咯血。肺鼠疫如果不及早诊断和治疗，通常会致命。

预防措施

①避免蚤或鼠类叮咬：在鼠疫疫源地，需要外出时应穿着紧口、光滑长袖衣服，扎紧裤脚、袖口和领口，减少暴露，必要时使用驱避剂。

远离旱獭洞穴，不要在鼠或旱獭的洞口周围坐卧停留。

居家注意防鼠，适当储存和处理食物、垃圾和废物；使用杀虫剂和趋避剂，避免蚤叮咬。

管理好牧羊犬只及宠物狗猫等，减少接触染疫动物的可能性。

②发现患者或病死动物，尽快报告：一旦遇到病死鼠（旱獭及其他病死动物）、疑似鼠疫患者（发热及淋巴结肿大，发热及胸痛、咳嗽）、不明原因高热和急死患者，应尽快向当地有关部门报告。

③不私自处置疫源地动物：在鼠疫疫源地及毗邻地区生活、旅游和务工的人员需注意做到"三不"：不私自捕猎染疫动物、不剥食疫源动物、不私自携带疫源动物及产品出疫区。

④及时就医：从涉疫国家探亲、旅游或办公回国后，一旦出现发热、淋巴结肿大等症状，要立即到附近正规医疗机构就诊。回国后出现任何疑似症状应立即就医，并告知接诊医生发病前疫区生活史。

水　痘

重要信息

○ 水痘（VARICELLA）是由水痘－带状疱疹病毒初次感染引起的急性高传染性疾病，人群普遍易感。幼年期表现为水痘，成年人感染表现为带状疱疹。经空气传播，直接接触患者水疱液、呼吸道分泌物或接触被污染物品而传播。

○ 水痘在全球广泛分布。在温带地区，水痘常冬春季高发。
○ 主要症状包括突起发热、疲乏和瘙痒性皮疹（斑丘疹、疱疹）。
○ 接种水痘疫苗可预防水痘，目前尚无特效治疗药物。

传播途径

通过交谈、咳嗽和喷嚏等产生飞沫经空气传播，或者直接接触患者水疱液、呼吸道分泌物或新近被水疱液和呼吸道分泌物污染的物品而传播。

症状表现

潜伏期：2~3 周，一般为 14~16 天。

传染性：出疹前 5 天（一般 1~2 天）到所有皮损结痂（一般 5 天）为止。

症状表现：发病早期可有发热、全身倦怠、头痛和厌食等症状，持续 1~2 天后出现皮疹。皮疹先在面部与躯干，后扩散全身；皮疹初为斑疹、斑丘疹，数小时后发展为疱疹，疱疹瘙痒，持续 3~4 天，最后结痂；皮疹常相继分批出现，各时期损伤可同时存在。

严重病例可出现肺炎、脑炎、出血及败血症等，甚至死亡。妊娠期感染水痘，可引起胎儿畸形、早产或死胎。

患水痘痊愈后可获终身免疫。

预防措施

①接种水痘疫苗：水痘疫苗多为单价疫苗，也有麻疹－风疹－流行性腮腺炎－水痘联合疫苗。如需接种，可去当地疫苗接种机构咨询相关事宜。水痘疫苗在我国属于二类疫苗，按照"知情、自愿、自费"原则接种。

接种对象：1 岁以上的儿童，无水痘史的成人和青少年也可接种；备孕女性在准备怀孕的至少 3 个月前推荐接种。有水痘患病史的人无需接种水痘疫苗。

接种程序：目前我国推荐 1 岁以上人群接种 2 剂次水痘疫苗，接种间隔在 3 个月或以上。

②持良好日常卫生习惯

◎尽可能避免接触发热疱疹患者；本人患病后尽量减少与他人接触。

◎打喷嚏和咳嗽时用纸巾或手帕遮掩口鼻，并在使用后包好并丢弃到垃圾桶。

◎勤洗手，用流动清水及洗手液或肥皂洗手；条件受限时，可用免洗手酒精消毒液。

◎保持双手清洁，不要抓挠疱疹，双手接触呼吸道分泌物或者疱疹液后要立即用流动清水及洗手液或肥皂洗手。

○ 对患者的衣物、毛巾、床单等贴身物品要单独清洗和煮沸消毒，水痘患儿用过的玩具应彻底消毒。

○ 居室要开窗通风，保持室内空气流通；保持居家清洁干净，定期对物表消毒。

③及时就医：如出现发热、疲乏和瘙痒性皮疹等症状，不要带病上班或上学，应主动戴上口罩立即到附近正规医疗机构就诊。回国后出现任何疑似症状应立即就医，并告知接诊医生发病前在疫区的生活史或旅游史。

炭　疽

重要信息

○ 炭疽（ANTHRAX）是由炭疽杆菌引起的人畜共患的急性传染病。人通过接触病畜及其产品或食用病畜的肉类而发生感染。

○ 炭疽在世界各地均有病例报告，以南美洲、亚洲及非洲等牧区较为多见。

○ 主要症状包括皮肤坏死、溃疡、焦痂和周围组织广泛水肿及毒血症症状。

○ 目前有炭疽疫苗，但不建议接种。可使用抗生素治疗。

传播途径

炭疽有集中类型：皮肤炭疽、肺炭疽、肠炭疽、脑模型炭疽以及败血型炭疽。人可在工业和农业生产活动中感染炭疽。人接触感染是本病传播的主要途径。皮肤直接接触病畜及其皮毛较常见，吸入带大量炭疽芽胞的尘埃、气溶胶或进食染菌的肉类等食品，可分别导致肺炭疽或肠炭疽。应用未消毒的毛刷，或被带菌的昆虫叮咬，偶尔也可致病。

症状表现及治疗

潜伏期：一般为 1~5 日，最短仅 12 小时，最长 12 日。

症状表现：主要表现为皮肤坏死、溃疡、焦痂和周围组织广泛水肿及毒血症症状，皮下及浆膜下结缔组织出血性浸润；血液凝固不良，呈煤焦油样，偶可引致肺、肠和脑膜的急性感染，并可伴发败血症。

预防措施

①避免接触受污染的动物或动物制品：保持良好的个人卫生和环境卫生，在处理食物或进食前，要彻底洗净双手。避免接触受感染动物或污染动物制品，要妥善处理伤口。发现牛羊等动物突然死亡时，不接触、不宰杀、不食用、不买卖。

②从业人员要做好防护措施：在屠宰场、皮革厂等有需要接触动物的员工，应做好职业防护措施，避免伤口接触到病畜或死亡动物。

③及时就医：一旦出现疑似炭疽症状应，立即到附近正规医疗结构就医。回国后出现任何疑似症状应立即就医，并告知接诊医生发病前在疫区的生活史或旅游史。

④疫苗接种：炭疽有疫苗可预防，但完成整个接种程序需时 18 个月，且副作用较多，因此不建议出国人员接种。若在接触炭疽菌后及时服用抗生素，能较大程度上预防感染炭疽病。

绦虫病

重要信息

○ 绦虫病（TAENIASIS）是进食携带绦虫寄生虫卵的生肉，绦虫寄生在肠道内幼绦虫所引发的疾病。绦虫一般分为猪带绦虫和牛带绦虫。

○ 活的囊虫可污染肉类，人吃了被绦虫感染的生的或未煮熟肉类而感染。

○ 主要症状包括腹部或上腹部隐隐作痛，腹胀不适，甚至恶心、呕吐。

○ 目前尚无特效治疗药物和疫苗可预防。

传播途径

进食未煮熟的、含有囊虫感染的猪肉或牛肉而染病。囊虫进入体内吸附在肠壁上，颈节逐渐分裂，形成体节，经2~3个月而发育为成虫。

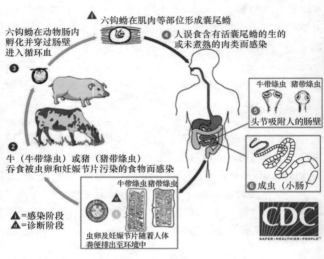

图 3-53　绦虫病传播途径与肉类上的绦虫

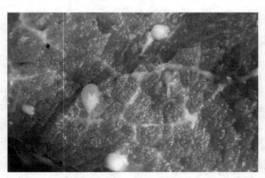

症状表现

绦虫病初期，成虫居于肠中，引起腹部或上腹部隐隐作

122

痛，腹胀不适，甚或恶心、呕吐。常在内裤、被褥或粪便中发现白色节片，或伴肛门瘙痒。其他症状包括面色萎黄或苍白、形体消瘦、倦怠乏力及食欲不振等。

预防措施

①保持良好日常卫生习惯：勤洗手，经常用流动清水及洗手液或肥皂洗手；条件受限时，可用免洗手酒精消毒液。

②注意食品安全：不吃生的或未彻底煮熟的肉类，所有食物必须彻底煮熟方可食用。生的和熟的食物要分开存放。

要通过正规途径购买有质量保证的肉类。

戊型肝炎

重要信息

○ 戊型肝炎（HEPATITIS E）（戊肝）是由戊型肝炎病毒（HEV）引起的疾病，主要经粪－口途径传播。

多见于亚洲和非洲的一些发展中国家，如印度、尼泊尔及非洲。发达国家一般以散发病例为主，发展中国家则以暴发流行为主。发患者群以青壮年为主，孕妇易感性较高。

○ 感染戊肝病毒后症状与甲肝相似，包括黄疸，发热，乏力，恶心，呕吐，肝区痛等。

○ 戊肝有疫苗可预防，目前尚无特效治疗药物，治疗主要以适当休息、合理营养为主，选择性使用药物为辅。

传播途径

戊肝主要通过胃肠道传播。人通过饮用或食用受戊肝病毒污染的饮用水、蔬菜水果、贝壳类海产品等，以及使用被戊肝病毒污染的餐具而感染。猪是戊肝病毒最主要的动物传染源，食用未煮熟的猪肉、猪肝或与生猪接触等均可能感染戊肝。

此外，母婴垂直传播、血液传播和接触传播也是传播戊肝的途径。

症状表现

潜伏期：10～60天，平均40天。

症状表现：一般起病急，黄疸多见。半数有发热，伴有乏力、恶心、呕吐、肝区痛。约1/3有关节痛。多数患者会出现肝肿大，脾大较少见。大多数患者黄疸于2周左右消退，病程6～8周，一般不发展为慢性。孕妇感染戊肝病毒容易发展为重症，易发生急性肝衰竭，尤其妊娠晚期病死率高，可导致流产与死胎。乙肝患者重叠感染戊肝病毒，易发展为急性重型肝炎。

治疗：戊肝属于自限性疾病，一般可自行痊愈，主要采取支持与对症治疗。适当休息、合理营养为主，选择性使用药物为辅。应忌酒、防止过劳及避免应用损肝药物。

预防措施

①保持良好日常卫生习惯：勤洗手，经常用流动清水及洗手液或肥皂洗手；条件受限时，可用免洗手酒精消毒液。

②注意食品安全与饮用水安全：不吃生的或未彻底煮熟的食物，所有食物必须彻底煮熟方可食用。隔夜饭菜应彻底加热方可食用。生的和熟的食物要分开存放，剩饭剩菜要妥善保存。在疫区不要饮用生水，应选择正规瓶装水或彻底煮沸的水。

③接种疫苗：如果到往卫生条件差、戊肝流行的地区，并需停留较长时间，可考虑接种戊肝疫苗。戊肝疫苗在我国属于二类疫苗，按照"知情、自愿、自费"原则接种。如需要接种可咨询当地疫苗接种门诊。

细菌性痢疾（志贺菌感染）

重要信息

○细菌性痢疾（SHIGELLOSIS）是由志贺菌属引起的肠道传染病，简称菌痢。在温带、亚热带地区常见，我国全年有散发病例，主要通过消化道传播。

○ 主要症状：发热、腹痛、腹泻、里急后重、排黏液脓血便，严重者可出现感染性休克、中毒性脑病。

○ 可通过口服双价活疫苗可获得半年至 1 年的免疫力。

传播途径

经消化道传播：志贺菌随粪便排出体外，通过被污染的食物、水、手或生活物品，经口感染人体。苍蝇可传播菌痢。

症状表现

①急性菌痢

典型症状：急性起病，畏寒、高热、头痛、食欲减退，水样大便，后转为黏液脓血便，伴左下腹压痛。

轻型表现：无明显发热，有腹泻，排有黏液无脓血的稀便。

重症表现：多见于体质较好的 2～7 岁儿童，肠道症状常轻微，分为两型：休克型表现为感染性休克、面色苍白、四肢厥冷、脉搏细速、血压下降、皮肤花斑；较严重表现为脑缺血、缺氧、颅内压增高，表现为烦躁不安、惊厥、昏迷，严重者出现呼吸节律不齐、深浅不匀等呼吸衰竭症状。

②慢性菌痢：长期腹痛、腹泻、排稀黏液便或脓血便，常有左下腹压痛。

预防措施

①保持良好日常卫生习惯：勤洗手，经常用流动清水及洗手液或肥皂洗手；条件受限时，可用免洗手酒精消毒液。

②注意食品安全和饮用水安全：不要饮用生水，应选择正规包装的瓶装饮用水或彻底煮沸的水方可饮用。不吃生的或未彻底煮熟的食物，所有食物必须彻底煮熟方可食用。隔夜饭菜应彻底加热方可食用。生的和熟的食物要分开存放，剩饭剩菜要妥善保存。

③注意居住环境卫生：保持室内环境干净卫生，及时清理垃圾和排泄物，防止苍蝇滋生。尽量租住卫生条件好的、最好有空调的宾馆。

新型冠状病毒肺炎

重要信息

○ 新型冠状病毒肺炎（COVID-19，以下简称"新冠肺炎"）是由新型冠状病毒（以下简称"新冠病毒"）引起的呼吸道传染病。

○ 新冠病毒于 2019 年首次被人类发现，成为目前第七种可感染人的冠状病毒。

○ 由于是新发传染病，人群普遍易感。

○ 新冠肺炎主要以发热、乏力、干咳为主要症状，潜伏期大多为 1～14 天。

○ 根据目前研究，相比 SARS，新冠肺炎传染性更强，但死亡率相对低。

○ 目前新冠肺炎没有疫苗可以预防，也没有特效药物治疗。

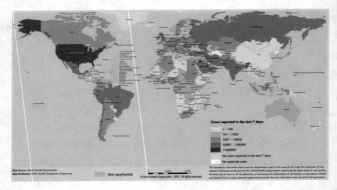

图 3-54　全球国家及地区近 7 天报告确诊新冠肺炎病例的情况，
2020 年 5 月 11 日至 17 日（来源：世界卫生组织）

传染源

目前主要传染源是新冠肺炎患者，无症状感染者也可能成为感染源。

传播途径

新冠病毒主要是呼吸道传播（飞沫传播）和接触传播。在相对封闭的环境中长时间暴露与高浓度气溶胶情况下存在经气溶胶传播的可能。由于在粪便及尿中可分离到新型冠状病毒，应注意粪便及尿对环境污染造成气溶胶或接触传播。

○ 飞沫传播：通过病人咳嗽或打喷嚏把病毒传到空气中，健康人再通过呼吸道吸入这些飞沫导致感染。

○ 接触传播：病人咳嗽或打喷嚏把带病毒的飞沫喷出空气后，大颗粒的飞沫会慢慢沉降到物体表面，这时如果健康人触摸被污染的物体表面，然后用脏手触碰嘴、鼻、眼等黏膜部位可导致感染。

潜伏期

基于目前研究，新冠肺炎潜伏期一般为 1~14 天，多数在 3~7 天。

症状表现

【典型症状】

○ 常见表现：以发热、干咳、乏力为主要表现。

○ 少有出现：少数患者伴有鼻塞、流涕、咽痛、肌肉痛和腹泻等症状。

○ 轻症表现：仅表现为低热、轻微乏力等，无肺炎表现。

○ 重症表现：呼吸困难、低氧血症，严重者可快速进展为急性呼吸窘迫综合征、脓毒症休克、难以纠正的代谢性酸中毒和出凝血功能障碍、多器官衰竭等。上述症状多在患者发病后一周出现。重型、危重型患者病程可为中低热，甚至无明显发热。

【不典型症状】

○ 部分儿童及新生儿病例症状表现为呕吐、腹泻等消化道症状或仅表现为精神弱、呼吸急促。

根据目前研究，多数患者预后良好，少数患者病情危重。老年人和有慢性基础疾病的患者预后较差。孕妇病例临床过程与同龄患者相近，儿童病例大多数为轻症。

诊断标准

医生会结合流行病学史（如近 14 天是否有新冠肺炎疫情高发地区旅居史、是否接触过来自疫区的人员等）以及临床症状综合判断新冠肺炎疑似病例。而疑似病例会通过病原学、血清学检测进一步确诊。根据国家卫生健康委发布的《新型冠状病毒肺炎诊疗指南（试行第七版）》，疑似病例具备以下病原学或血清学证据之一可确诊为新冠肺炎病例：

1. 实时荧光 RT-PCR 检测新冠病毒核酸阳性。

2. 病毒基因测序，与已知的新冠病毒高度同源。

3. 血清新冠病毒特异性 IgM 抗体和 IgG 抗体阳性；血清新冠病毒特异性 IgG 抗体由阴性转为阳性或恢复期较急性期 4 倍以上升高。

病理改变

根据目前研究，感染新冠病毒会对肺、脾、肺门淋巴结、骨髓、心脏和血管、肝和胆囊、肾脏等器官有不同程度的损害和影响。

治疗手段

一般治疗：以卧床休息，加强支持性治疗为主，并密切监测生命体征。及时给予有效氧疗措施及抗病毒、抗菌治疗。

重型、危重型治疗：对症治疗基础上，预防并发症。必要时给予呼吸支持治疗、循环支持治疗（改善人体微循环）、康复者血浆治疗或血液净化治疗等。

预防措施

◎ 勤洗手：注意手部卫生，在饭前便后、脱戴口罩前后、触摸公共物品后等情况都应及时洗手。要用流动的清水及洗手液（或肥皂）搓拭双手 20 秒以上，按照六步洗手法搓拭手部（图 3-55），冲洗干净后用干净的毛巾或擦手纸擦干双手。

将手淋湿，涂上肥皂　　掌心对掌心搓擦　　手指交错掌心对掌心搓擦

拇指在掌中转动搓擦　　清洗手背　　对手腕清洗

图 3-55　六步洗手法

【免洗洗手液的使用】

在没有流动清水和洗手液等洗手设施，或外出旅行途中，可以使用免洗洗手进行手部清洁，按照下图指示搓拭双手。

◎ 住所及办公场所通风：在海外，无论是租住酒店、还是学习工作的住处或办公场地，应保持每天开窗通风，每次通风半小时以上。

◎ 注意咳嗽礼仪：打喷嚏或咳嗽时要用手肘或纸巾捂住口鼻，用过的纸巾要妥善丢弃到垃圾桶，并随即洗手。

◎ 疫情期间少聚集：如果当地新冠肺炎流行，就应少聚集、少到人流密集的场所，注意个人卫生，外出时佩戴口罩。

◎ 合理佩戴口罩：新冠肺炎疫情期间，或出现相关呼吸道症状（如发热、咳嗽等），在前往人流密集的场所（如医院、商场等）都需要佩戴好口罩。

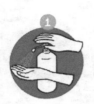

在手心上挤消毒液
慢慢搓洗

把消毒液慢慢搓
到手背

搓到指尖和指甲缝

搓到手指之间

用手掌握住拇指
扭转搓揉

搓揉手腕

图3-56　免洗洗手液双手搓拭步骤

【口罩选择】

常见的口罩有：一次性医用外科口罩、医用防护口罩
（如N95口罩）、普通口罩（如纱布、棉布口罩等）。

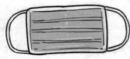

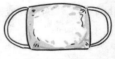

一次性医用外科口罩

N95口罩

纱布、棉布口罩

市民日常使用推荐一次性医用外科口罩。在口罩短缺
的情况下，可以使用普通口罩，纱布、棉布口罩要勤洗勤
换。医用防护口罩（如N95口罩）由于其密闭性非常好，是
给专业医护人员使用的，但是连续佩戴超过4小时会对肺部
造成一定损伤，因此一般市民的日常生活没必要戴医用防护
口罩。

要注意的是，前往医院应佩戴一次性医用外科口罩。

【正确佩戴口罩】

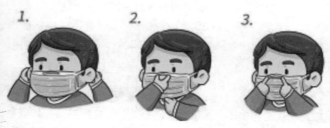

图 3-57　戴口罩正确步骤

1. 戴口罩前洗净双手。拆开包装后将口罩左右对折，然后上下拉伸。要注意的是，有金属条的一端朝上，颜色较浅的一面朝内。

2. 戴上后用手指按压金属条，让其贴合鼻梁。

3. 用手往脸部两边挤压，让口罩尽可能贴合脸部。

【正确处理使用过的口罩】

1. 将口鼻接触面朝外对折（有呼吸道症状的患者口罩要将口鼻面朝内对折）。

2. 扯断一侧耳线折叠两次后捆扎成型。

3. 折好后放入清洁自封袋中或用卫生纸巾包裹好。

4. 妥善丢弃到垃圾桶。

☼ 巧消毒：可以用 75% 的酒精棉片每天对手机、钥匙等经常被触摸的物品擦拭消毒。需要注意的是，一般飞机、火车等公共交通工具是不允许携带酒精类物品的，因此这类物品可在到达海外后再另行购买。

如果在海外有长期租住的住处，也应定期对住处物品及地面进行擦拭及拖拭消毒。

【消毒注意事项】

所有消毒产品都要严格按照说明书使用。每次只是用一种消毒产品，不要擅自勾兑、混用多种类消毒产品，会影响消毒效果。

☼ 避免接触或食用野生动物，此外还要注意食品安全，所有食物均要煮熟煮透方可食用。

◎ 注意如厕卫生：冲马桶前盖上马桶盖再冲。

◎ 及时就医：无论身处海外还是回国后，一旦出现发热、乏力、干咳等疑似新冠病毒症状，应及时就医，就医前佩戴好口罩再前往医院。就医时要对主动向医生提供近期旅居史、接触史等信息。

特别提醒：

◎ 前往海外前的重要提醒：尽量避免在疫情严重国家、地区转机或停留。如必要前往，出发前主动购买意外保险和境外医疗保险，在海外期间要密切观察自己的健康状况。

◎ 提前了解目的地新冠肺炎防控要求：由于各国对新冠肺炎的就医政策要求不一，因此前往海外要了解目的地新冠肺炎防控有关要求。在他国入境时，要遵循当地的入境要求配合做好健康申报。

◎ 防控物品携带：前往海外前应准备一些防护和卫生用品，除了常规的药品外，还可以增加携带一些口罩及便携式免洗洗手液。

◎ 保留票据：保留车票、飞机票等票据信息，以便查阅。

血吸虫病

重要信息

◎ 血吸虫病（SCHISTOSOMIASIS）是由裂体吸虫属血吸虫引起的一种寄生虫病。主要流行于亚洲、非洲、拉丁美洲等 73 个国家。

◎ 主要通过被血吸虫污染的水体（疫水）进入破损皮肤导致人体导致感染。

◎ 主要症状包括发热、胃肠道症状常呈痢疾样大便，可带血和黏液。

◎ 目前尚无特效治疗药物和疫苗可预防。

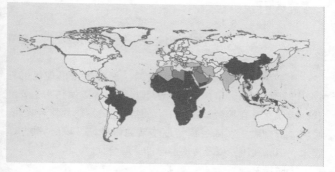

图 3-58　2016 年全球血吸虫病地区分布
（来源：世界卫生组织）

传播途径

一条血吸虫毛蚴可寄生在钉螺体内发育、繁殖成上万条尾蚴（成虫）。尾蚴离开钉螺后在浅表的水面下活动，人在该水体活动时，一旦接触到破损皮肤就有可能感染血吸虫。

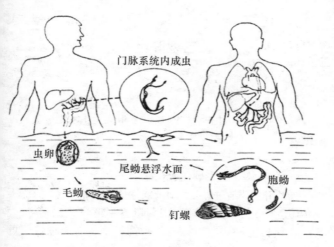

图 3-59　血吸虫感染途径

症状表现

潜伏期：1～2月。

轻症表现：大部分病例为轻症，通常仅出现发热，全身酸痛等症状。

典型表现：血吸虫侵入皮肤后，部分患者出现局部丘疹。当雌虫开始大量产卵时，少数患者出现以发热为主要症状，症状通常在接触疫水后1～2月出现。发热常伴有腹痛、腹泻、肝脾肿大。随后病情逐步转向慢性期，以肝脾肿大、腹水、门脉高压，以及胃底静脉曲张综合征。

预防措施

①避免接触不干净水体：钉螺一般分布在湖水、河塘、水渠等地方，不要在此类水体内游泳、戏水。如有需要涉水应穿戴防护衣物，如长袖衣、长裤，并扎好袖口裤口，穿上水鞋或其他保护装备，减少感染机会。如被疫水接触皮肤，应尽快用清水清洗干净。

②及时就医：一旦怀疑自己感染血吸虫病，要尽快到正规医疗机构就诊进行必要检查。

乙型肝炎

重要信息

○ 乙型肝炎（HEPATITIS B）（乙肝）是由乙型肝炎病毒（HBV）引起的疾病。

○ 乙肝在全世界范围流行，感染早期通常没有症状，慢性乙肝可能会发展为肝硬化或肝癌。

○ 乙肝主要通过母婴、血液或性传播感染，蚊子叮咬不会传播乙肝。乙肝病毒感染者还可以感染丁型病毒。

○ 接种乙肝疫苗可以有效预防乙肝，尚无特效药可治疗。

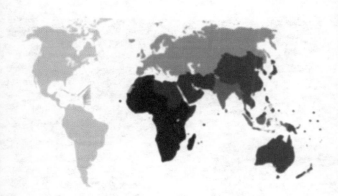

图 3-60　2015 年全球慢性乙肝病毒感染分布
（来源：世界卫生组织）

传播途径

乙肝病毒可通过血液传播、性传播、母婴传播。世界卫生组织认为乙肝病毒不会通过母乳喂养传播。

乙肝病毒不会通过空气传播，也不会因为与他人共餐、共用碗筷或餐具等日常工作生活或工作接触感染。

症状表现

感染乙肝病毒后通常没有症状，有些人可能会出现食欲减退、乏力、恶心、呕吐、腹痛、黄疸（皮肤和眼睛发黄）等症状。检查可发现肝脾肿大，压痛；少数患者有肝区疼痛。乙肝病毒感染有可能会发展为肝硬化、肝细胞癌、脂肪肝。

乙肝"两对半"检查

乙肝可以通过抽血检测抗原和抗体，就是常说的乙肝"两对半"，包括：

乙肝表面抗原（HBsAg）和乙肝表面抗体（抗 -HBs）

乙肝 e 抗原（HBeAg）和乙肝 e 抗体（抗 -HBe）

乙肝核心抗体（抗 -HBc）

结果解读如下：

序号	HBsAg (表面抗原)	抗-HBs (表面抗体)	HBeAg (e抗原)	抗-HBe (e抗体)	抗-HBc (核心抗体)	解读
1	−	−	−	−	−	过去和现在均未感染HBV
2	−	−	−	−	+	曾感染HBV，急性感染恢复期
3	−	−	−	+	+	已感染过HBV
4	−	+	−	−	−	预防注射疫苗；或HBV感染已康复
5	−	+	−	−	+	既往感染；急性HBV感染恢复期
6	−	+	−	+	+	既往感染；急性HBV感染已恢复
7	+	−	−	−	−	急性HBV感染；慢性HBsAg携带者
8	+	−	−	+	+	急性HBV感染趋向恢复，慢性HBsAg携带者，传染性弱
9	+	−	+	−	−	急性或慢性乙肝，传染性极强
10	+	−	+	−	+	急性HBV感染早期，HBsAg携带者
11	+	−	+	−	+	急性HBV感染早期，传染性强
12	−	−	+	+	+	急性感染中期
13	+	−	+	+	+	急性感染趋向恢复；慢性携带者
14	+	−	−	+	+	急性感染趋向恢复
15	−	−	−	+	+	急性感染趋向恢复
16	−	+	−	+	+	HBV感染已恢复

预防措施

①疫苗接种：新生儿出生后 24 小时内接种第 1 针乙肝疫苗，并在 1、6 月龄分别接种第 2、3 剂次。无免疫史或免疫史不详的人群，建议按"0-1-6"程序（即：当月、第 1 个月以及第 6 个月）接种 3 剂次乙肝疫苗。对于家庭内有乙肝患者的，其他成员也应接种乙肝疫苗。

②防止血液传播：不吸毒、不使用未经消毒的器具拔牙、文身、穿耳洞等；不与他人共用牙刷、剃须刀等物品。

③防止母婴传播：初次产检的孕妇，应该按要求筛查乙肝，如果乙肝表面抗原（HBsAg）阳性，则应进一步开展相关检查，由临床医生评估病情，确定是否需要进行抗乙肝病毒治疗，控制乙肝病毒复制。

④防止性传播：鼓励婚前进行乙肝检查，对乙肝表面抗原阳性者的配偶接种乙肝疫苗。每次行为性时要正确使用质量合格的安全套。正确佩戴方法详见 1.3.4。

关于乙肝抗体

①接种成功：接种乙肝疫苗后再检测，如果 HBsAg 阴性，同时抗 -HBs 阳性表明免疫接种成功。

②免疫接种无应答：接种乙肝疫苗后，检测 HBsAg 和抗 -HBs 均为阴性，无论抗 -HBe 及抗 -HBc 阳性与否，建议检查 HBV DNA，如果 HBV DNA 为阴性，则重复 0-1-6 程序接种乙肝疫苗，完成复种后 1 个月再检测 HBsAg 和抗 -HBs。

寨卡病毒病

重要信息

○ 寨卡病毒病（ZIKA VIRUS DISEASE）是由寨卡病毒感染引起的急性蚊媒传染病，通过伊蚊叮咬传播。

○ 寨卡病毒病广泛分布于非洲、美洲、东南亚和西太平洋地区的蚊虫数量较多的热带地区。

○ 主要表现为发热，头痛，斑丘疹，结膜炎，肌肉、关节疼痛，浑身虚弱。孕妇一旦感染可导致新生儿出生缺陷。

○ 目前尚无特效治疗药物和疫苗。

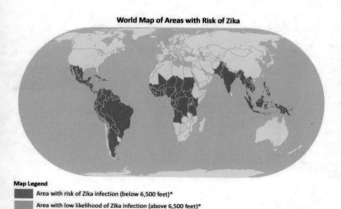

图 3-61　全球寨卡病毒感染风险地区一览
（来源：美国疾病预防控制中心，更新时间：2018 年 3 月 9 日）

传播途径

主要通过伊蚊叮咬传播，在血液、尿液、羊膜液、精液、唾液以及脑部和脊髓的体液中也发现寨卡病毒。有研究表明，寨卡病毒也能通过性传播感染。

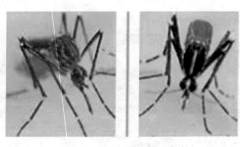

图 3-62 白纹伊蚊和埃及伊蚊

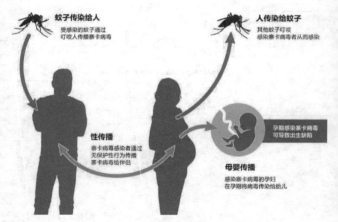

图 3-63 寨卡病毒病传播途径

症状表现

潜伏期：可能为 3 ~ 12 天。

轻症表现：人感染后通常导致轻微病症，低热或皮疹，有一些患者会出现头痛、关节痛以及非化脓性结膜炎等症状。

典型表现：低热，头痛，肌肉、关节、眼眶疼痛，结膜炎，浑身虚弱，斑丘疹，大多持续 2～7 天后自愈。

重症表现：有研究提示，寨卡病毒感染可能导致少数人出现急性炎症性脱髓鞘性多发性神经病等神经和自身免疫系统症状，孕妇感染后可导致新生儿小头畸形或急性炎症性脱髓鞘性多发性神经病。

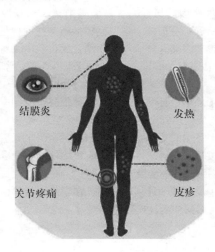

结膜炎

发热

关节疼痛

皮疹

预防措施

①防止蚊虫叮咬

住所：安装纱门、纱窗，如无防护网，最好在夜间关闭门窗；睡觉时尽可能使用蚊帐。尽量租住卫生条件好的、最好有空调的宾馆。

户外活动：尽量穿着浅色长袖衣服及长裤，在外露的皮肤及衣服上涂含有避蚊胺成分的蚊虫驱避药物。

出行注意：避免在流行期去疫区，特别是孕妇或计划怀孕妇女。

②避免蚊子滋生：清理积水，清理水桶、水槽、旧轮胎等蓄水容器，保持清洁或加以覆盖，避免蚊虫滋生。

定期给居家的水生植物、花盆等室内积水容器换水。

③防止性传播：如到往寨卡流行地区或从该地区回国，

至少半年内每次性行为时都要正确使用安全套。

④及时就医：一旦出现发热、全身酸痛、皮疹等症状，应立即到附近正规医疗机构就诊。回国后如果出现疑似塞卡病毒病的症状，应立即就医并如实告知接诊医生近期疫区生活史或旅游史。

给男性的特别建议

从疫区回国的男性，有可能感染塞卡病毒但并没有任何症状，病毒很有可能会通过性传播感染您的伴侣。孕期感染塞卡病毒会对胎儿产生严重影响，而目前尚无有效手段能检测精液中是否含有塞卡病毒，因此男性要特别做好保护措施。

①对于伴侣已怀孕的男性：在伴侣整个孕期中，每次性行为都应正确使用安全套；或者在整个孕期避免性行为。

②对于备孕的伴侣：从疫区回来后至少半年后再考虑备孕。在这段时间，每次性行为都应正确使用安全套。这是保护您和伴侣健康的最佳措施。

③对于没有怀孕计划的伴侣：在半年内与伴侣的性行为都要正确使用安全套，或避免性行为。

中东呼吸综合征

重要信息

◎ 中东呼吸综合征（MIDDLE EAST RESPIRATORY SYNDROME, MERS）是由一种新型冠状病毒（MERS-CoV）引起的病毒性呼吸道疾病，2012 年在沙特阿拉伯首次被发现。

◎ 主要发生在阿拉伯半岛及其周边国家，其中约 80% 病例来自沙特阿拉伯。该地区以外国家的确诊病例发病前多有中东地区工作或旅游史。

◎ 主要表现为发热、咳嗽和气短等症状。

◎ 目前尚没有疫苗及特效治疗药物。

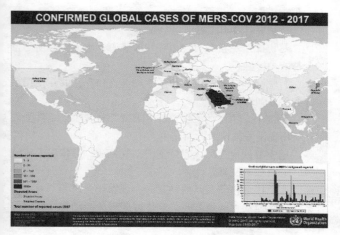

图 3-64　2012～2017 年全球确诊 MERS 病例国家分布
（来源：世界卫生组织）

传播途径

人可通过接触受感染骆驼的鼻腔和眼睛分泌物、粪便、奶和尿而感染发病，但从骆驼到人的具体传播途径尚未清楚。

人与人之间主要通过无防护的密切接触进行传播。

症状表现

潜伏期：该病的潜伏期为 2～14 天，通常为 5～6 天。

传染期：患者出现症状后可排出病毒，传染期持续时间不明，潜伏期的患者不具有传染性，无症状的病毒携带者可能不具有传染性。

症状表现：通常表现为发热、咳嗽、气短。但起病急，病情进展迅速，可发展为肺水肿、急性呼吸窘迫综合征（ARDS）、感染性休克等，可出现肾衰竭、心包炎、弥散性血管内凝血（DIC）等并发症，甚至死亡。

预防措施

①持良好日常卫生习惯

○ 尽可能避免接触有疑似症状的患者；本人患病后尽量减少与他人接触。

○ 打喷嚏和咳嗽时用纸巾或手帕遮掩口鼻，并在使用后包好并丢弃到垃圾桶。

○ 勤洗手，用流动清水及洗手液或肥皂洗手；条件受限时，可用免洗手酒精消毒液。

○ 居室要开窗通风，保持室内空气流通；保持居家清洁干净，定期对物表消毒。

②避免接触骆驼及其他动物：参观农场、市场、谷仓或有骆驼和其他动物的地方时，应尽可能避免与动物接触，接触动物后及时洗手。

食用骆驼肉和骆驼奶等食品，需经巴氏杀菌、彻底煮熟后方可食用。

③及时就医：如出现发热、咳嗽、咽痛等症状，不要带病外出，应主动戴上口罩并立即到附近正规医疗机构就诊。回国后出现任何可疑似症状应立即就医，并告知接诊医生发病前在疫区的生活史或旅游史。

组织胞浆菌病

重要信息

○ 组织胞浆菌病（HISTOPLASMOSIS），由组织胞浆菌引起。正常人感染的严重性和吸入的孢子量有关。通常吸入少量孢子不会引起症状发病，但如吸入大量孢子，可引起急性感染或者重度感染。

○ 组织胞浆菌主要存在于富含鸟粪和蝙蝠粪的土壤中。组织胞浆菌污染的尘土被翻动时，大量孢子逸出，经由呼吸道感染人类。

○ 组织胞浆菌呈全球性分布，但主要集中于美洲，以北美中部、中美、南美更为常见。

○ 免疫功能受损人群感染（如艾滋病患者）后可能会非常严重，经常从肺部感染发展为全身性感染。

○ 目前暂无组织胞浆菌的疫苗可以接种。如果感染，仍然需要使用传统的抗真菌药物（如两性霉素 B 等）。

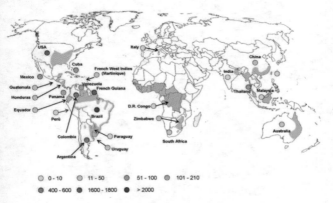

图 3-65　全球组织胞浆菌感染风险地区一览

传播途径

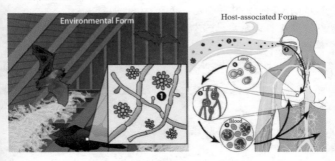

图 3-66　环境中的组织胞浆菌孢子经由呼吸道感染人类
（图片来源：美国疾病预防控制中心官网，更新时间：2018.8.21）

①环境中组织胞浆菌以丝状菌形态存在；②菌丝产生的孢子散到空气中；③孢子经呼吸道进入人体；④人体温较高，组织胞浆菌形成酵母相；⑤孢子被免疫细胞吞噬并转运到区域淋巴结；⑥孢子经体液循环到身体各个部位

组织胞浆菌感染源，主要为组织胞浆菌污染的尘土。当尘土被翻动（如建筑施工等）时，孢子经由空气传播感染人的呼吸系统。通常不发生人间传播。

症状表现

潜伏期：3~20 天

轻症表现：少量吸入孢子一般不引起症状或表现轻微症状。

重症表现：发热、咳嗽、疲劳（极度疲劳）、发冷、头痛、胸痛、身体疼痛。

预防措施

个人防护

及时就医

①进入山洞、老旧建筑，或进行可能引起大量尘土飞扬的工程施工，特别是清理含大量的鸟或蝙蝠粪便时，应配戴N95 防护口罩，并在必要时穿戴生化防护服。

②一旦怀疑自己感染组织胞浆菌，要尽快到正规医疗机构进行必要诊疗。

4

孕产妇和儿童
海外传染病防控

4.1 识别孕妇妊娠期主要传染病类型和危害

在孕妇妊娠期间，通常母体感染最常见的是尿路感染、皮肤感染和呼吸道感染，但此类感染性疾病并不会产生严重后果，而是一些生殖器感染的传染病会影响分娩结局，以及对胎儿产生较为严重的影响，如细菌性阴道病和生殖器疱疹，此类传染病可能会影响胎儿健康，如先天性巨细胞病毒感染、新生儿单纯疱疹病毒感染、先天性风疹、先天性弓形虫病、新生儿乙型肝炎、先天性梅毒。

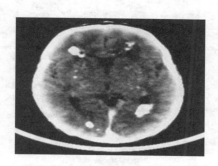

图 4-1　先天性巨细胞病毒感染

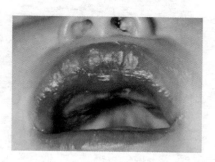

图 4-2　新生儿单纯疱疹病毒感染

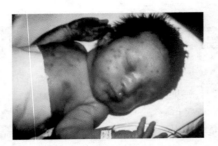

图 4-3　先天性风疹

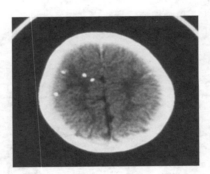

图 4-4　先天性弓形虫病

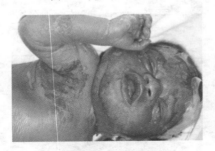

图 4-5　先天性梅毒

○ 艾滋病毒感染可以通过胎盘或围生期从母亲传染给孩子。当母亲未接受治疗时，出生时传播的风险为25% ~ 35%。

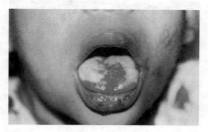

图 4-6　由于艾滋病毒导致的口腔念珠菌病

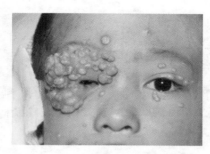

图 4-7　艾滋病病毒导致的传染性软疣

○ 细菌性阴道病和可能的生殖器衣原体感染通常会导致胎膜早破和早产。

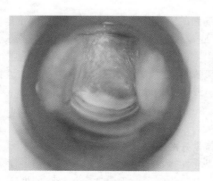

图 4-8　细菌性阴道病的窥器检查

149

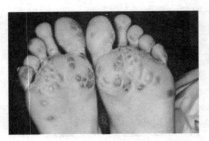

图 4-9　患有衣原体反应性关节炎的患者
经历关节炎和脚部皮肤变化

○ 生殖器疱疹可在分娩过程中传播给新生儿，新生儿感染的风险很高，只有当女性有明显的疱疹病变时，和 / 或当具有已知感染史的女性在分娩前出现前驱症状，和 / 或当疱疹感染首次发生在妊娠晚期时需要首选剖宫产。

○ 李斯特菌病在怀孕期间更常见，可以通过胎盘或围生期从母亲传染给孩子，李斯特菌病增加了自然流产、早产和死胎的发生风险。

4.2　孕产妇妊娠期传染病预防

怀孕期间的一些传染病感染可能会伤害准妈妈和胎儿。美国 CDC 建议做好日常卫生和传染病预防措施，可以提高婴儿健康出生的机会。以下 11 点是美国 CDC 强烈建议孕妇的传染病预防措施：

（https：//www.healthychildren.org/English/ages-stages/prenatal/Pages/Simple-Steps-to-Prevent-Infections-During-Pregnancy.aspx）

1. 保持良好的卫生习惯并经常洗手

特别是在照顾孩子时。定期洗手，特别是在某些活动之前和之后，是清除细菌，避免生病和预防传染病的最佳方法之一。如果没有肥皂和自来水，可以使用含酒精的手胶。

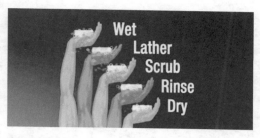

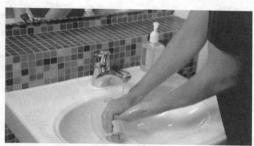

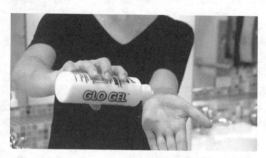

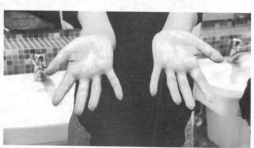

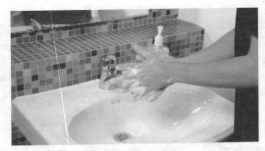

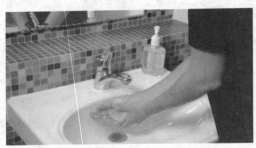

图 4-10　美国 CDC 洗手步骤推荐视频
（https：//www.cdc.gov/cdctv/healthyliving/hygiene/
fight-germs-wash-hands.html）

2. 食用煮熟的肉

饮用卫生的果汁。尽可能不要吃热狗、午餐肉或熟食肉，除非可以被重新加热，直到彻底消毒。这些未煮熟的肉类和加工过的肉类可能含有致病菌。

3. 避免未经高温消毒的（生）牛奶和由其制成的食物

不要吃软奶酪，如羊奶酪等，除非标签显示经过了巴氏消毒。未经巴氏杀菌的产品可能含有致病菌。

4. 向医生询问并检查 B 组链球菌感染

大约 1/4 的女性携带这种细菌，但并不会有明显症状。如果孕妇感染此类型的细菌，可在怀孕期间时进行简单的拭子测试。如果有感染，可在医生的指导下，在分娩期间保护好婴儿免受感染。

5. 与医生咨询接种疫苗

在怀孕前、怀孕期间或分娩后可以接种不同的疫苗。在正确的时间接种正确的疫苗可以帮助保持健康的身体并帮助宝宝免于生病。

6. 接受性传播感染（STI）检测

如 HIV 和乙型肝炎，并采取措施保护自己免受这些感染。有些患有艾滋病毒，乙型肝炎或性病的孕妇并不会有明显症状。早期检测可以尽早采取必要措施，降低对胎儿的影响。

7. 尽可能避免与其他传染病感染者接触

远离那些传染病感染者，如水痘或风疹，并及时接种相关疫苗。

8. 远离已知或可能携带疾病的昆虫

及时了解所在地区或可能前往的地方寨卡病毒病的发展情况。当蚊子和蜱虫活跃时，在外面穿长袖衬衫和长裤。使用环境保护局（EPA）注册的含有以下有效成分的驱虫剂：DEET，picaridin，IR3535 或柠檬桉油（对乙烷 -3，8- 二醇）。避免前往感染可能威胁自身和宝宝的区域。

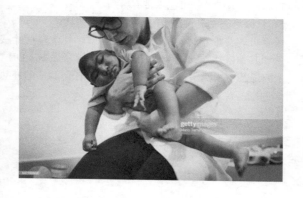

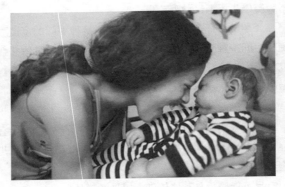

图 4-11　感染寨卡病毒的孕妇分娩的小头症婴儿

9. 尽可能不要触摸或及时更换脏猫砂，避免接触可能受污染的土壤

脏猫砂和土壤可能含有有害寄生虫。如果必须自己更换垃圾，请务必戴上手套，然后再洗手。

10. 远离野生或啮齿类动物或宠物，如蜥蜴和海龟，以及它们的粪便

咨询害虫防治专业人员消除家中或周围的害虫。如果有啮齿宠物，如仓鼠或豚鼠，请怀孕后最晚在分娩前请其他人照顾它。有些啮齿动物可能携带有害病毒。

11. 只服用医生建议剂量的维生素

医生可能会推荐每日服用产前维生素，其中包括叶酸、铁、钙和其他矿物质，以及脂肪酸二十二碳六烯酸（DHA）和花生四烯酸（ARA）。并告知和咨询医生任何其他的补品，包括草药等。

4.3　孕产妇妊娠期用药治疗

根据美国和加拿大的默克诊疗手册用药建议（https://www.msdmanuals.com/professional/gynecology-and-obstetrics/

pregnancy-complicated-by-disease/infectious-disease-in-pregnancy), 除非有强烈的细菌感染证据, 否则避免在妊娠期间服用抗菌药物。在怀孕期间使用任何抗菌药物的依据是益处是否超过风险, 这取决于妊娠期药物对特定的不良反应, 还需要考虑感染的严重程度, 并综合考虑其他治疗方案。

◎ 怀孕期间服用头孢菌素类、大环内酯类和青霉素类通常被认为是安全的。

◎ 氯霉素, 即使是大剂量, 也不会伤害胎儿, 然而, 新生儿不能充分代谢氯霉素, 由此导致的高血液水平可能导致循环衰竭 (灰色婴儿综合征)。氯霉素在美国很少使用。

◎ 怀孕期间不使用氟喹诺酮类药物, 它们往往对骨和软骨具有高亲和力, 因此可能对肌肉骨骼产生较为严重的影响。

◎ 在孕早期使用甲硝唑曾被认为是有争议的, 然而, 在多项研究中, 未发现致畸或诱变效应。

◎ 目前对于妊娠期服用呋喃妥因会导致先天性畸形仍不明确。接近分娩期最好不要服用, 因为它可能导致新生儿溶血性贫血。

◎ 磺胺类药物在怀孕期间通常是安全的。然而, 长效磺胺类药物穿过胎盘, 可以取代结合部位的胆红素。妊娠34 周后经常避免使用这些药物, 因为会导致较为严重的新生儿胆红素脑病 (核黄疸)。

◎ 四环素可穿过胎盘并被浓缩并沉积在胎儿的骨骼和牙齿中, 在那里它们与钙结合并影响发育, 从怀孕的中期到结束时禁止使用。

4.4 儿童常见传染病的症状、预防和治疗

◎ 感冒和流感: 平均每个学龄前儿童和小学儿童每年感冒 6 ~ 10 次。感冒症状包括喉咙痛, 流鼻涕, 咳嗽, 打喷嚏

和疲劳，可持续数天至两周。

传播：当病人咳嗽或打喷嚏时，病毒会通过空气中的飞沫传染给孩子。孩子们也可以通过直接接触或吸入飞沫或触摸他们的脸、嘴或眼睛，而感冒。

预防：让孩子每年接种流感疫苗是预防流感的最佳方法。经常用肥皂和温水洗手也可以减少感冒或者患流感的风险。儿童还应学会避免与其他人密切接触和分享食物和器具。他们还需要避免将手和其他非食品放入口中。

治疗：通常服用对乙酰氨基酚治疗感冒，并充足的液体。盐水漱口可以缓解喉咙痛。如果感冒症状伴有高热，严重的肌肉酸痛，可能感染流感，此时需要家庭医生协助治疗。

○ 手足口病：是一种常见的病毒性疾病，最常影响 5 岁以下的婴儿和儿童。症状包括发热、口腔溃疡和皮疹。

传播：导致手足口病的病毒通过唾液、鼻黏液、粪便和感染者口腔分泌物传播。通常孩子是通过接触其他手足口患者的物品而感染。

预防：经常洗手有助于防止手足口病的传播。也可以通过避免与其他孩子密切接触或分享食物或用具而感染。如果受感染的孩子到过你家，请清洗并消毒可能藏有细菌的玩具和对家具表面消毒。通常用 1 汤匙漂白剂和 4 杯水对它们进行消毒。

治疗：手足口病尚无特效的治疗方法。由于它是由病毒引起的，因此不需要使用抗生素。但是可以采取一些措施来缓解孩子的症状。给予对乙酰氨基酚治疗疼痛和发热。医生会建议使用镇痛漱口水和喷雾来减少口腔溃疡引起的疼痛，并给孩子补充足够的液体，以确保不会脱水。如果您不确定孩子具体的补液量，或者担心孩子的任何症状，需要和家庭医生联系。

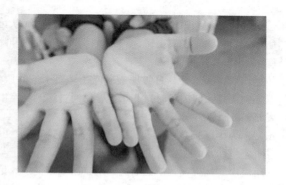

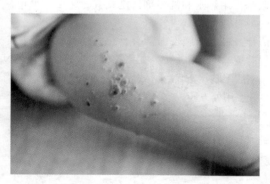

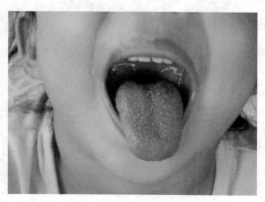

图 4-12 儿童手足口症状
（图片来源：美国疾病预防控制中心）

○ 急性传染性结膜炎：俗称红眼病或结膜炎。症状可能包括瘙痒、灼热、发红或疼痛，对光敏感以及在眼睑和睫毛上结痂。

传播：病毒、细菌、过敏原或刺激物均可引起红眼病。当病毒或细菌是致病因子时，儿童很容易通过接触受污染的物体表面和眼睛感染病毒。

预防：为了保护孩子和自己，经常用肥皂和温水洗手。如果没有肥皂和水，使用含酒精的洗手液。不要让孩子与感染者共用毛巾、枕头或其他物品。如果自己或家里的其他人有红眼病，用热水和洗涤剂清洗枕套、床单和毛巾，避免传播。

治疗：轻度结膜炎通常会自行好转。滴眼液和冷敷袋可以帮助缓解干燥和炎症。如果孩子有眼痛、发热、视力问题、头痛或眼睛严重发红，或者在几天内没有好转，需要联系医生并服用处方药。

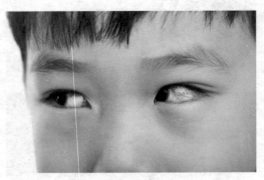

图4-13 儿童结膜炎（红眼病）症状
（图片来源：美国疾病预防控制中心）

○ 胃肠型流感：实际上不是流感，而是胃肠炎，一种通常由病毒引起的胃部不适。症状可能包括腹痛、抽筋、腹泻、发热和呕吐，也可能伴有皮疹，通常在几天内好转。

传播：孩子可能会因为与胃肠炎患者密切接触，或者吃了胃肠炎患者触摸过的食物而患上胃肠炎。

预防：尽量让孩子远离病人。教他经常洗手，尤其是饭前和便后。教导你的孩子避免与其他孩子分享食物和用具。教他不要把手指放进嘴里。

治疗：目前尚无针对胃肠型流感的特殊治疗方法。给孩子补液，以确保身体有充足的水分。保持休息。避免辛辣食物和油炸食物。先吃少量清淡的食物，如明胶、吐司、饼干、米饭或香蕉。也可以考虑添加益生菌来改善肠道菌群。然后逐步恢复正常饮食，但要经常给予少量食物。如果你认为你的孩子饮水不足或排尿不足（1岁或更大的孩子需要至少每4小时排尿1次），如果你的孩子小于1岁，有呕吐或腹泻，请立即联系医生。

○ 第五种疾病（"掌掴病"）：由细小病毒B19引起的疾病，这种病毒性疾病通常影响学龄儿童，最常见于冬季和春季。主要感染呼吸道和肺部，通常以低热、头痛、鼻塞或流鼻涕开始。但最主要的症状是从脸颊开始的鲜红色皮疹，看起来像是被打了耳光的脸颊，可以发展到躯干、手臂和腿部。

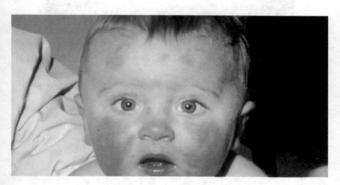

图 4-14　儿童"掌掴病"症状
（图片来源：美国疾病预防控制中心）

传播：通过唾液、痰液和鼻腔黏液传播。
预防：第五种疾病在"鼻塞"阶段传染性最强，在皮疹开始之前，因此很难预防。孩子最好的防御措施是避免与咳嗽和打喷嚏的孩子接触。经常洗手，尤其是在触摸眼睛、鼻子或嘴巴之前。

治疗：第五种疾病通常比较轻微，不需要治疗，只需要休息。如果需要，对乙酰氨基酚或止痒药物可能有助于缓解症状。然而，细小病毒 B19 可导致免疫系统减弱或慢性贫血患者或孕妇出现严重并发症。必要时需要联系医生。

○ 湿疹：湿疹并不会传染。湿疹，或"特应性皮炎"，影响了约十分之一的婴儿和儿童。症状可以在孩子一岁之前开始，而且几乎总是发生在 5 岁之前。湿疹开始于面部、肘部或膝盖发痒的皮疹，可能会扩散到包括头皮和耳后的其他部位。皮疹可能会好转，有时甚至消失，但它会不断复发。

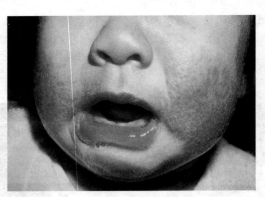

图 4-15　儿童湿疹症状
（图片来源：美国疾病预防控制中心）

原因：基因和环境因素，如食物、花粉、灰尘、动物皮屑，被认为是引起湿疹的原因。患有湿疹的孩子发生过敏和哮喘的风险更高。

预防：你不能阻止你的孩子得湿疹，但你可以帮助防止它扩大化。干燥的皮肤是一个诱因，所以要经常给孩子的皮肤保湿，尤其是洗澡后，要穿柔软的衣服，布料要"透气"，比如棉布。避免使用香皂、乳液和泡泡浴，因为它们会刺激皮肤。也不要过度使用肥皂，因为它会使皮肤干燥。燕麦浴可以帮助预防耀斑。发现皮肤感染的迹象并及早治疗。

治疗：洗冷水澡可以帮助止痒。如果有必要，医生可能会有其他的建议和处方治疗。这可能包括皮质类固醇药膏或软膏，局部用药，焦油制剂，减轻瘙痒的抗组胺制剂，以及治疗伴随耀斑感染的口服或局部抗生素。

○ 耳朵感染：并不具有非传染性。大多数儿童在 2 岁时至少有 1 次中耳感染。感冒或过敏会导致细菌在孩子的中耳生长，堵塞连接中耳和喉咙的咽鼓管。这可能会引起疼痛、发热，甚至听力障碍。

原因：虽然孩子们不会感染其他孩子的耳朵，但他们可能会感冒，这增加了耳朵感染的风险。

预防：为了减少中耳感染的风险，需要帮助你的孩子与患病者保持一定的距离，并经常洗手。避免让他接触香烟烟雾，因为吸烟会增加耳朵感染的风险。

治疗：如果你的孩子因为耳朵感染而感到疼痛和发热，建议服用对乙酰氨基酚和看医生。尽管许多两岁以上儿童的耳部感染会自行消失，但大多数耳部感染症状在开始使用抗生素几天后就会消失。

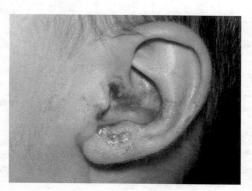

图 4-16　儿童耳部感染症状
（图片来源：美国疾病预防控制中心）

4.5 儿童传染病预防

通过常规的免疫接种仍然是各国预防儿童传染性疾病的最佳方式。免疫接种对于儿童预防传染病至关重要，因此在海外的父母需要了解通常情况下儿童需要接种的疫苗类型、时间点和必要事项。以英国疾病预防控制中心建议的儿童疫苗接种时间和类型表如下：

表 4-1　儿童常见疫苗接种参考时间表
（资料来源：英国疾病预防控制中心）

接种时间	预防疾病	接种方式
2 月	白喉、破伤风、百日咳、小儿麻痹症、Hib 肺炎球菌感染 轮状病毒感染 B 型脑膜炎球菌感染 乙肝	1 次注射 1 次注射 口服 1 次注射 1 次注射
3 月	白喉、破伤风、百日咳、小儿麻痹症、Hib 轮状病毒感染 乙肝	1 次注射 口服 1 次注射
4 月	白喉、破伤风、百日咳、小儿麻痹症、Hib 肺炎球菌感染 B 型脑膜炎球菌感染 乙肝	1 次注射 1 次注射 1 次注射 1 次注射
1 岁整	麻疹、腮腺炎和风疹 肺炎球菌感染 Hib 和脑膜炎球菌 C 感染 B 型脑膜炎球菌感染	1 次注射 1 次注射 1 次注射 1 次注射
2～7 岁期间每年	流感	鼻用喷雾或注射

接种时间	预防疾病	接种方式
3岁4月	白喉、破伤风、百日咳及小儿麻痹症	1次注射
	麻疹，腮腺炎和风疹	1次注射
12～13岁 女生	因16型和18型人乳头瘤病毒导致的宫颈癌	6个月打两次针
	因6型和11型人乳头瘤病毒导致的生殖器疣	
14～18岁	破伤风、白喉、小儿麻痹	1次注射
	脑膜炎球菌感染	1次注射

对于儿童而言，日常健康的行为方式和生活习惯对于预防传染病至关重要，父母在平时生活中培养健康卫生的生活方式，对于预防儿童传染病也同样重要。参考美国疾病预防控制中心对于儿童传染病预防的父母日常行为方式推荐，总结如下：

良好卫生规范

○ 洗手是控制传染病感染和传播的最重要方法之一，尤其是那些导致腹泻、呕吐和呼吸道疾病的感染。推荐的方法是使用液体肥皂、温水和纸巾。如厕后、进食或处理食物前，以及处理动物后，一定要洗手。

○ 咳嗽和打喷嚏容易传播传染病。应该鼓励儿童和成人用纸巾捂住口鼻。使用或弃置纸巾后应洗手。不要随地吐痰。

○ 个人防护用品（PPE）。在有溅或血液/体液污染风险的地方（例如，换尿布或尿布垫），一次性非粉末状乙烯基或无乳胶标记手套和一次性塑料围裙必须佩戴。如果有溅到脸上的危险，也应该备有护目镜。

○ 清洁环境。应经常清洁环境，包括玩具和设备，并遵循相关指南。例如，使用彩色编码的设备，应遵守《有害健康物质控制条例》（COSHH）和正确的使用清洁去污设备。

○ 清理血液和体液溢出。所有溅出的血液、粪便、唾液、呕吐物、鼻及眼分泌物应立即清理干净（必须佩戴个人防护装备）。当溢液发生时，请使用含有清洁剂和消毒剂的产品进行清洗。

○ 洗衣。应在单独的专用设施中处理。脏的亚麻布应在织物能承受的最高温下单独清洗。处理弄脏的亚麻布时应穿戴个人防护用品。

○ 医疗垃圾。根据本地政策，将家居及医疗废物分类。使用过的尿布／护垫、手套、围裙和脏敷料应放在正确的医疗废物袋内。所有医疗废物必须由注册废物承办商清除。所有医疗废物袋的容量应少于 2/3，并存放于指定的安全地方，以备收集。

○ 利器。如针应直接丢弃到符合 bs7320 和 un3291 标准的利器箱内。锋利的垃圾桶必须远离地面（最好安装在墙壁上），并且不能让儿童接触。

○ 锋利的伤口和咬伤。如果皮肤因使用过的针刺伤或咬伤而破裂，暂时让伤口持续流血，并用肥皂和清水彻底清洗，并联系医生和到急诊室处理。

5

归国人员健康管理

5.1 入境健康申报

部分传染病具有非常强的传染性，症状出现时往往已具备一定传染能力。如果您在国外期间感染，稍不注意就极有可能在回国途中传染给别人，甚至将传染病带回国，严重影响您和他人的健康。因此，在回归途中如果您感到有任何不适，应及时告知乘务人员或在入境时如实向入境人员报告，他们会帮助您做好个人防护以及入境健康申报，最大程度保障您的健康。

5.1.1 归国途中

如出现任何重点传染病症状，应及时、如实告知交通工具上的乘务人员，并配合乘务人员做好自我隔离和个人防护工作。

5.1.2 入境时

如出现任何重点传染病症状，应主动向海关人员进行健康申报并如实告知旅行史和接触史，配合海关开展检疫排查工作。

5.1.3 入境后

回国后应密切关注身体状况，如出现任何重点传染病症状，应当立即就医并详细告知旅行史和接触史，同时将就医情况及时告知海关部门。

5.2　健康监护

5.2.1　自我监护

自我监护是指回国后一段时间内自行观察健康状况，比如，是否有发热、出疹、咳嗽等症状，特别是回国后 1 个月内，如果出现类似症状应及时就医，并详细告知医生您的旅游史。具体建议见第 4.3。

从疟疾高发地区回国后需持续服用抗疟药（甲氟喹或多西环素）4 周，或持续服用阿托伐醌/白乐君 7 天。如果在疟疾高危地区旅行或工作过，在其返回后 1 年内出现发热或流感样疾病，必须及时寻求医学治疗，并告知医生自己的海外或出境旅游史。

5.2.2　强制性监护

强制性监护指的是根据国家有关规定，部分人群必须在回国后提供有关健康证明。

《国境卫生检疫法实施细则》（1989 年 2 月 10 日发布）规定："凡在境外居住 1 年以上的中国籍人员，入境时必须向卫生检疫机关申报健康情况，并在入境后 1 个月内到就近的卫生检疫机关或者县级以上的医院进行健康检查。公安机关凭健康证明办理有关手续"。

卫生部、公安部发布的《关于中国公民出入境提交健康证明的通知》（1989 年 10 月 9 日颁布）规定："在国外居住 3 个月以上的国内公民回国，以及经批准回国定居或工作的华侨和港、澳、台同胞入境时，必须出示所在国家或地区的卫生检疫机关或公立医院的健康证明（健康证明包括艾滋病、性病的血清学检查）。对没有持健康证明者，入境后到卫生检疫机关进行健康检查。居住所在地的公安机关予以协助，劝其进行体检"。

5.3　就诊指引

回国后 1 个月内，如果您发现自己出现一些疑似重点传染病的症状，应尽快就医，同时建议您外出时佩戴口罩。就医过程中，务必与医生提及以下信息：

①海外的旅行史，比如：去过什么国家、地区，逗留时间等。

②旅行期间吃过什么，比如：是否吃过生食（海鲜、生肉），喝过生水（湖水、河水等）。

③旅行期间做过什么，比如：是否曾被蚊虫叮咬，曾进行不安全性行为，有过文身或输血，曾参加当地风俗葬礼或朝觐活动等。

④是否有家族病史，比如：糖尿病、高血压等。

这些信息都能帮助医生快速判断您的病情，以便确认治疗方案。

以下途径可以帮助您了解全国医疗机构信息：

跨省异地就医查询 关注"中国政府网"官方微信号，在功能栏"便民服务"，找到"医疗卫生"，输入省份及医院名称即可查询有关医疗机构代码、等级以及医院性质。

国内正规医疗机构查询 关注国家卫生健康委员会官方微信号"健康中国"，在页面功能栏上点击"查询平台—机构查询"，输入您所在的省份以及有关医院名称，就能查看到该医院的信息。

附　　录

1. 外交部全球领事保护与服务应急呼叫中心（12308 热线）

12308 热线为在海外的中国公民和企业提供 24 小时的领事保护、护照、签证以及各种安全情况等咨询与服务。中国公民在海外如果遭遇重大事故、自然灾害等受到人身安全威胁的紧急情况，可以拨打 12308 热线求助中国驻当地领事馆。

12308 热线为中国公民提供以下服务：

（1）为在海外遇到紧急情况的中国公民提供领事保护应急指导和咨询。

（2）介绍一般性领事保护事件处置流程。

（3）发生重大突发领事保护事件时提供"热线"咨询。

（4）提供领事保护基本情况以及证件咨询服务。

最新信息可在中国领事服务网获取，见第 2.2。

2. 全球黄热病传播风险及要求疫苗接种国家一览

世界卫生组织在最新版的《国际旅行与健康》中，罗列了有黄热病传播风险的国家和要求接种黄热病疫苗的国家（其官网英文版更新于 2018 年 6 月 14 日；中文版更新于 2017 年 2 月 17 日）。需要获取最新资料，可在世界卫生组织官网的"Emergencies – travel advice"栏目中查看，见第 2.2。

表 6-1　有黄热病传播风险的国家（地区）和
要求接种黄热病疫苗的国家

世界卫生组织《国际旅游与健康》更新于 2018 年 6 月 14 日

国家（地区）	有黄热病传播风险的国家（地区）	要求入境旅行者接种黄热病疫苗的国家（地区）	
		来自有黄热病传播风险的国家（地区）（旅行者年龄）	来自所有国家（地区）（旅行者年龄）
阿富汗		是（≥ 9 月龄）	
阿尔巴尼亚		是（＞ 1 岁）	
阿尔及利亚		是（＞ 1 岁）	

续表

安哥拉	是		是(≥9月龄)
安提瓜和巴布达		是(≥1岁)	
阿根廷	是		
阿鲁巴岛		是(≥9月龄)	
澳大利亚		是(≥1岁)	
巴哈马		是(≥1岁)	
巴林		是(≥9月龄)	
孟加拉国		是(≥1岁)	
巴巴多斯		是(≥1岁)	
伯利兹		是(≥1岁)	
贝宁	是	是(≥1岁)	
不丹		是	
玻利维亚(多民族国)	是	是(≥1岁)	
博茨瓦纳		是(≥1岁)	
巴西	是		
文莱达鲁萨兰国		是(≥9月龄)	
布基纳法索	是	是(≥9月龄)	
布隆迪	是		是(≥9月龄)
佛得角		是(≥1岁)	
柬埔寨		是(≥1岁)	
喀麦隆	是		是(≥9月龄)

中非共和国	是		是（≥9月龄）
乍得	是		是（≥9月龄）
中国		是（≥9月龄）	
圣诞岛		是（≥1岁）	
哥伦比亚	是	是（≥1岁）	
刚果	是		是（≥9月龄）
哥斯达黎加		是（≥9月龄）	
科特迪瓦	是		是（≥9月龄）
古巴		是（≥9月龄）	
库拉索岛		是（≥9月龄）	
朝鲜民主主义人民共和国		是（≥1岁）	
刚果民主共和国	是		是（≥9月龄）
吉布提		是（≥1岁）	
多米尼克		是（≥1岁）	
厄瓜多尔	是	是（≥1岁）	
埃及		是（≥9月龄）	
萨尔瓦多		是（≥1岁）	
赤道几内亚	是	是（≥6月龄）	
厄立特里亚		是（≥9月龄）	
埃塞俄比亚	是	是（≥6月龄）	
斐济		是（≥1岁）	

续表

法属圭亚那	是		是（≥1岁）
法属波利尼西亚		是（≥1岁）	
加蓬	是		是（≥1岁）
冈比亚	是	是（≥9月龄）	
加纳	是		是（≥9月龄）
格林纳达		是（≥1岁）	
瓜德罗普岛		是（≥1岁）	
危地马拉		是（≥1岁）	
几内亚	是	是（≥1岁）	
几内亚比绍	是		是（≥1岁）
圭亚那	是	是（≥1岁）	
海地		是（≥1岁）	
洪都拉斯		是（≥1岁）	
印度		是（≥9月龄）	
印度尼西亚		是（≥9月龄）	
伊朗伊斯兰共和国		是（≥9月龄）	
伊拉克		是（≥9月龄）	
牙买加		是（≥1岁）	
约旦		是（≥1岁）	
肯尼亚	是	是（≥1岁）	
基里巴斯		是（≥1岁）	

吉尔吉斯斯坦		是（≥1岁）
老挝人民民主共和国		是
莱索托		是（≥6月龄）
利比里亚	是	是（≥9月龄）
利比亚		是（≥1岁）
马达加斯加		是（≥9月龄）
马拉维		是（≥1岁）
马来西亚		是（≥1岁）
马尔代夫		是（≥1岁）
马里	是	是（≥1岁）
马耳他		是（≥9月龄）
马提尼克		是（≥1岁）
毛里塔尼亚		是（≥1岁）
毛里求斯		是（≥1岁）
马约特岛		是（≥1岁）
蒙特塞拉特岛		是（≥1岁）
莫桑比克		是（≥9月龄）
缅甸		是（≥1岁）
纳米比亚		是（≥9月龄）
瑙鲁		是（≥1岁）
尼泊尔		是（≥1岁）

续表

新喀里多尼亚		是（≥1岁）	
尼加拉瓜		是（≥1岁）	
尼日尔	是		是（≥1岁）
尼日利亚	是	是（≥1岁）	
纽埃		是（≥9月龄）	
阿曼		是（≥9月龄）	
巴基斯坦		是（≥1岁）	
巴拿马	是	是（≥1岁）	
巴拉圭	是	是（≥1岁）	
秘鲁	是		
菲律宾		是（≥1岁）	
皮特凯恩群岛		是（≥1岁）	
留尼汪		是（≥1岁）	
卢旺达		是（≥1岁）	
圣巴泰勒米		是（≥1岁）	
圣赫勒拿		是（≥1岁）	
圣基茨和尼维斯		是（≥1岁）	
圣卢西亚		是（≥9月龄）	
圣马丁岛（法属）		是（≥1岁）	
圣文森特和格林纳丁斯		是（≥1岁）	
萨摩亚		是（≥1岁）	

国家/地区			
圣多美和普林西比		是（≥1岁）	
沙特阿拉伯		是（≥1岁）	
塞内加尔	是	是（≥9月龄）	
塞舌尔		是（≥1岁）	
塞拉利昂	是		是
新加坡		是（≥1岁）	
圣尤斯特歇斯岛		是（≥6月龄）	
圣马丁（荷属）		是（≥6月龄）	
所罗门群岛		是	
索马里		是（≥9月龄）	
南非		是（≥1岁）	
南苏丹	是		是（≥9月龄）
斯里兰卡		是（≥9月龄）	
苏丹	是	是（≥1岁）	
苏里南	是	是（≥1岁）	
斯威士兰		是（≥9月龄）	
泰国		是（≥9月龄）	
东帝汶		是（≥1岁）	
多哥	是		是（≥9月龄）
特里斯坦－达库尼亚		是（≥6月龄）	
特立尼达和多巴哥	是	是（≥1岁）	

续表

乌干达	是	是（≥1岁）
坦桑尼亚联合共和国	是（≥1岁）	
委内瑞拉玻利瓦尔共和国	是	是（≥1岁）
瓦利斯和富图纳	是（≥1岁）	
赞比亚	是（≥1岁）	
津巴布韦	是（≥9月龄）	

3. 黄热病疫苗接种及相关证明办理

有需要在出国前接种黄热病疫苗的人员，可以联系本地或直属省份的国际旅游卫生保健中心/门诊或出入境检验检疫局（目前管理职能划分至海关总署，各地网站正在更新中）办理黄热病疫苗接种有关事宜。一般来说，有关机构会要求您提供个人身份信息、世界卫生组织公布的需要接种黄热病疫苗的国家签证或机票复印件，填写《预防接种相关知识告知》以及《黄热病疫苗接种申请表》，再进行受理及施种。具体流程请遵照有关部门要求办理。

世界卫生组织建议，出行前至少10日接种黄热病疫苗，以便让身体有足够的时间产生免疫。

表 6-2 中国出入境人员健康检查申请表

出 入 境 人 员 健 康 检 查 申 请 表
HEALTH EXAMINATION APPLICATION FORM

编号_____

以下内容由申请人填写/To be completed by applicant

姓/Surname	名/Given name	

性别/Sex　　　　出生日期（日/月/年）/Birth date
☐ 男/Male
☐ 女/Female　　☐☐日/DD☐☐月/MM☐☐☐☐年/YY

照片(2 寸)
Photo(2")

国籍/Nationality　　　证件号码/Passport or ID No.

出生地/Birth place　　　职业/Occupation

单位名称/Name of unit

通讯地址（中国）/Mailing address (China)

电话号码（中国）/Telephone number (China)

前往国家或地区及实际停留时间/
Country/region plan to visit and duration of actual stay in it

按入境或出境目的分类/Classification by purpose of entering or departure　（以打"√"选择 /To be completed with "√"）

☐ 入境（Entry）
☐ 定居人员/ Immigrant
☐ 商务人员/ Businessman(or woman)
☐ 交通员工/ Staff of means of transport
☐ 旅游/ Traveler
☐ 探亲者/ Visitor
☐ 归国人员/ Chinese back to China
☐ 其他人员/Others

☐ 出境（Exit）
☐ 公务人员/ Officer
☐ 留学人员/ Student
☐ 涉外婚姻/Transnational Marriage
☐ 从业人员（食品和饮用水）Food & drinking water handler
☐ 劳务人员 / labor

本人申明以上提供的资料都是真实的。
I declare that the information I have provided above is to the best of my knowledge and belief true.

申请人签名　　　　　　　　申请日期

表 6-3　黄热病疫苗接种申请表

附件 2:

中华人民共和国出入境检验检疫

黄热病疫苗接种申请表
APPLICATION FORM FOR VACCINATION AGAINST YELLOW FEVER

编号_____

申请人姓名 _____　　　　　　　　性别　□男　　□女
Applicant's name _____　　　　　Sex　　Male　　Female
出生日期_____国籍_____　前往国家/地区_____
Birth date_____Nationality_____Country/region plan to visit_____
若带有免疫接种记录，请出示。
(Please show the vaccination record if you bring it with you.)

请仔细阅读下列内容，确定有无接种禁忌症和慎用症。如有接种禁忌症和慎用症，请在相应的□内打 " √ " 标记。若有隐瞒，责任自负。(Read the following to make sure if you have any contraindication and precautions to vaccination. If you have contraindications and precautions, please check the corresponding boxes. You should be responsible for any concealment of the fact.)
黄热病疫苗预防接种禁忌症和慎用症包括 (Contraindications and precautions to vaccination against yellow fever include) :

1. □ 发热 (fever)　　　　　　　　　　2. □ 急性疾病 (Acute illnesses)
3. □ 严重心、肝、肾等慢性病 (Severe chronic illnesses, such as heart ,liver or kidney disease)
4. □ 有过敏史，尤其对鸡蛋过敏者 (History of allergy, especially allergy to eggs)
5. □ 怀孕 (Pregnancy)　　　　　　　　6. □ 哺乳期 (Nursing mother)
7. □ 小于 9 月龄的婴儿 (Infant aged < 9 months)　8. □ 65 岁以上老人 (Person aged > 65 years)
9. □ 结核病 (TB)　　10. □ 糖尿病 (Diabetes)　　11. □ 高血压病 (Hypertension)
12. □ 近期使用过免疫球蛋白 (Recent receipt of Immune globulin)
13. □ 肿瘤、艾滋病及其他免疫功能低下疾病 (Cancer, AIDS or any other Immunodeficiency)
14. □ 正在使用激素类药物或进行抗肿瘤化疗、放疗 (Receiving treatment with cortisone, prednisone steroids, anticancer drugs or radiation therapy)
15. □ 其它严重疾病或情况，请说明。 (Other severe diseases or conditions, please describe in detail) :

_____
_____

声 明 Statement
　本人有相应的黄热病疫苗预防接种禁忌症和慎用症，特此声明。
　I hereby make the declaration that the applicant has corresponding contraindications and precautions to vaccination against yellow fever.
申请人、监护人或代理人签名　　　　　　　　申请日期
Applicant, guardian or agent signature_____　Application date_____
联系地址　　　　　　　　　　　　　　　　　电话:
Contact address_____　　　　　　　　　Tel: _____

声 明 Statement
　本人无任何的黄热病疫苗预防接种禁忌症和慎用症，特此声明。
　I hereby make the declaration that the applicant hasn't any contraindications and precautions to vaccination against yellow fever.
申请人、监护人或代理人签名　　　　　　　　申请日期
Applicant, guardian or agent signature_____　Application date_____
联系地址　　　　　　　　　　　　　　　　　电话:
Contact address_____　　　　　　　　　Tel: _____

4. 霍乱疫苗接种建议

世界卫生组织已就国际旅游和健康给出霍乱疫苗接种建议，可在世界卫生组织官网的 "International travel and health-Vaccines-Cholera" 栏目中查看最新指引，详见 2.2。

霍乱疫苗种类：

①含有 B 亚单位的全细胞灭活口服 O1 霍乱疫苗。

②灭活口服 O1 和 O139 霍乱疫苗。

接种程序：

①两剂次（分隔最少 1 周，最多 6 周），2~5 岁儿童接种三剂次（分隔最少 1 周，最多 6 周）；

②2 岁或以上人群接种 2 剂次，每剂次分隔 14 天，2 年后推荐加强接种 1 针。

禁忌证：对先前剂量成分过敏。

不良反应：轻度胃肠道紊乱。

出发前接种时间：2 周。

接种对象：高风险旅游者（例如，应急 / 救援人员）。

特别预防措施：无。

5. "一带一路"沿线国家重点传染病风险表

区域	国家	可能输入传染性疾病	风险识别
南亚	阿富汗	脊髓灰质炎、中东呼吸综合征	较高
	巴基斯坦	基孔肯雅热、脊髓灰质炎、霍乱	较高
	马尔代夫	寨卡病毒病	较高
	孟加拉国	人感染禽流感	较高
	斯里兰卡	登革热	较高
	印度	登革热、寨卡病毒病、基孔肯雅热	较高

区域	国家	可能输入传染性疾病	风险识别
东南亚	菲律宾	登革热、中东呼吸综合征	较高
	柬埔寨	登革热、人感染禽流感	较高
	老挝	登革热、脊髓灰质炎	较高
	马来西亚	登革热	较高
	泰国	登革热、中东呼吸综合征	较高
	新加坡	登革热	较高
	印度尼西亚	人感染禽流感	较高
	越南	登革热、寨卡、人感染禽流感	较高
西亚北非	阿联酋	中东呼吸综合征	较高
	阿曼	中东呼吸综合征	较高
	埃及	登革热、人感染禽流感	较高
	巴林	中东呼吸综合征	较高
	卡塔尔	中东呼吸综合征	较高
	科威特	中东呼吸综合征	较高
	黎巴嫩	中东呼吸综合征	较高
	沙特阿拉伯	中东呼吸综合征	较高
	土耳其	中东呼吸综合征	较高
	叙利亚	脊髓灰质炎	较高
	也门	霍乱	较高
	伊拉克	霍乱	一般